3分钟
骨骼肌肉和周围神经检查

（原著第二版）

The 3-Minute Musculoskeletal
and Peripheral Nerve Exam (2nd)

（美）金伯利·D.赫克特（Kimberly DiCuccio Heckert, MD）

（美）尼赫拉·S.安卡（Nethra Sridhara Ankam, MD）

（美）阿利萨·N.斯佩恰莱（Alyssa Neph Speciale, MD）　　　著

（美）阿兰·米勒（Alan Miller, MD）

（美）布赖恩·A.戴维斯（Brian A. Davis, MD）

周　健　主译

化学工业出版社

·北京·

The original English language work:
The 3-Minute Musculosleletal and Peripheral Nerve Exam, second edition
ISBN: 9780826177421
by Kimberly DiCuccio Heckert, MD, Nethra Sridhara Ankam, MD, Alan Miller, MD,
Alyssa Neph Speciale, MD and Brian A. Davis, MD
has been published by:
Springer Publishing Company
New York, NY, USA

北京市版权局著作权合同登记号：01-2023-3351

图书在版编目（CIP）数据

3分钟骨骼肌肉和周围神经检查/(美) 金伯利·D.赫克特
(Kimberly DiCuccio Heckert) 等著；周健主译. —北京：化学
工业出版社，2023.11(2024.11重印)
书名原文：The 3-Minute Musculoskeletal and Peripheral
Nerve Exam
　　ISBN 978-7-122-44002-0

　　Ⅰ.①3… Ⅱ.①金…②周… Ⅲ.①肌肉骨骼系统-诊断学
②周围神经系统-诊断学 Ⅳ.①R680.4 ②R745.04

中国国家版本馆CIP数据核字(2023)第153250号

责任编辑：赵玉欣　王新辉　　　　　　　装帧设计：关　飞
责任校对：李雨函

出版发行：化学工业出版社
　　　　　（北京市东城区青年湖南街13号　邮政编码100011）
印　　装：河北京平诚乾印刷有限公司
787mm×1092mm　1/32　印张9　字数215千字
2024年11月北京第1版第3次印刷

购书咨询：010-64518888
售后服务：010-64518899
网　　址：http://www.cip.com.cn
凡购买本书，如有缺损质量问题，本社销售中心负责调换。

定　　价：68.00元　　　　　　　　　　版权所有　违者必究

致 谢

我们要感谢他们，没有他们，这项工作就不可能完成：Constance Li，DO；Devon Zorn，MD；Luke Musser，MD；C.R. Sridhara，MD；Philip Koehler，MD；Patrick Gilligan。特别感谢 Ashley de Padua（MD），她在第 6 章的更新再版中提供了宝贵的指导意见。

我们还要感谢 Jefferson Medical Media Services 的以下人员，感谢他们为第二版照片和视频拍摄所提供的帮助和专业知识，他们是 Karen Kirchhoff、Britney Lillya、Kelsey Brown 和 Amanda Cozza，一并感谢 Anne Namocatcat 提供的插图；感谢 Constance Li（DO）、Devon Zorn（MD）、Luke Musser（MD）为第二版的照片和视频出镜做模特。

我们感谢 Gerald J. Herbison（MD）的教学和指导，他为本书第一版的编写提供了灵感，因为他对病人的体格检查和物理诊断的方法已经成为许多 Jefferson 大学毕业生整个职业生涯的基础。这本书的第二版仍深受他的教学基础的影响，第 1 章和第 2 章中的背部和髋关节检查主要来自他提供的材料。我们还要感谢 C.R. Sridhara（MD）所教授的表面解剖学，以及它在体格检查、电反应诊断法和化学去神经法中的应用。第 8 章中的肌肉骨骼图像来自华盛顿大学的 *Musculoskeletal Atlas：A Musculoskeletal Atlas of the Human Body*，作者是 Carol Teitz（MD）和 Dan Graney（MD）。最后，我们要感谢天普大学医院 Carson Schneck（MD）为第 5 章慷慨提供的材料。我们希望这本书提供的方法可以被更多的人看到、使用、流传，为一代又一代的医生们提供帮助。

原著前言

许许多多的医生们、医学生们和治疗师们，都曾在接受训练的过程中，有过类似的经历：患者正在检查室的门外等待接受检查，其病历上的主诉为"肩部疼痛"。此时，每个人由于自己的经验不同或思路不同，对于如何处置这个患者，许多问题可能会立即涌入脑海：

引起肩痛的原因有哪些？疼痛真的是从肩部引发的吗？肩部有哪些重要结构？哪些体格检查可以用于鉴别肩部疾病和其他疾病？

骨骼肌肉和周围神经系统问题的体格检查是医疗从业者的基本技能，因为骨骼肌肉和神经系统疾病是各系统疾病中常见原因之一。这本口袋书为临床医生们提供了方便快捷、全面准确的体格检查和诊断参考。

在第二版中，你可以按身体部位或疑似诊断进行搜索，并找到查体操作的详细说明，以及敏感性和特异性的相关证据，以帮助你做出快速诊断。

此外，本版所有解剖结构讲解和检查操作演示都配有高清彩色图片，检查操作的同时还配有视频演示。

我们将这些资料浓缩成一本可以放在口袋里的小书中，以便帮助你在3分钟或更短的时间内找到评估患者问题的答案，就像上面提到的肩部疼痛病例。

精湛的体格检查技能是无可替代的。我们希望，在你受训和执业过程中，当你寻求患者的最佳处置方法时，这本书可以提供最高效、最有用的帮助。

Kimberly DiCuccio Heckert

Nethra Sridhara Ankam

Alyssa Neph Speciale

Alan Miller

Brian A. Davis

译者序

《3分钟骨骼肌肉和周围神经检查》是一本包括骨骼、肌肉及神经系统检查的实用性参考书。体格检查是临床医师诊断疾病的基本功，在诊疗过程中，针对患者的主诉进行规范而有针对性的体格检查，才能从患者的体征中得到更加确切的诊断依据，或成为安排进一步检查的线索。

虽然临床实践中进行体格检查的机会很多，但由于时间紧迫（尤其是门诊），对于新手而言要在短时间内完成必要且规范的体格检查实属不易。即便是具有临床经验的医生也会犯错误。这会影响我们对患者做出正确的诊断。而某些较少用到的检查项目，更令人感到生疏，这些都是对临床医师的挑战和考验。

针对骨骼、肌肉和神经系统的物理学检查，本书作者在第一版的基础上做了升级更新。

读者可以通过搜索身体部位或疑似诊断，找到查体手法的详细说明，以及敏感性和特异性的相关证据，以帮助读者做出快速诊断。此外，本版所有解剖结构讲解和检查手法演示都配有新版彩色示意图及高清彩色照片，检查手法同时还配有视频演示。

我在本书翻译过程中学到了许多宝贵的知识，特向广大医学生及临床医生朋友们推荐本书。本书可以在很短时间内，让你掌握这些检查的要点和手法。除了阅读本书，还要用心复习有关的解剖知识、临床知识，反复练习才能做到熟能生巧，才能正确运用本书的知识去诊治疾病。

有机会翻译本书，使我获益匪浅。付梓之际，我要感谢师长的指导、翻译团队的努力付出。本书虽经多次校阅，但百密必有一疏，疏漏之处在所难免，还请各位医界前辈和广大读者不吝指教。

周健

于复旦大学附属中山医院骨科

2023年7月8日

目 录

肘关节检查（Elbow Exam） 23

膝关节检查（Knee Exam） 84

足及踝关节检查（Foot and Ankle Exam） 102

第2章 肌肉检查 125

肌力分级（Grading Muscle Strength） 126

上肢（Upper Extremities） 127

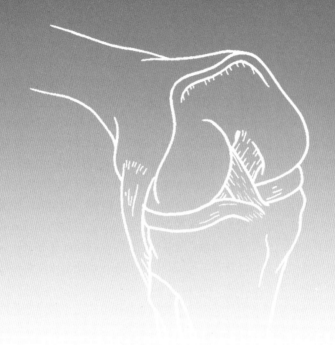

第1章

关节检查

简介（Introduction）

　　全面评估各关节状况，是判断骨骼肌肉系统疾病的病因并决定后续治疗方式的重要步骤。作为检查者，我们必须训练自己的双眼和双手，以便能查出具有重要临床意义的身体两侧的差异，或不同病例间的差异。我们也必须能够在关节被动活动时发现异常，并能感觉到这些异常变化。例如，检查粘连性肩周炎患者时，在关节活动到最大角度时的感觉，与盂肱关节（GH）炎患者活动到最大角度时的感觉不同。我们须明白，各关节活动度（ROM）因年龄、性别和其他因素而不同，例如老年人的胸腰椎活动度会因腰椎前凸或后凸而受到限制。如果适用的话，医师也应应用 Beighton 评分来评估关节过度活动或者广泛性关节松弛，因此正在培训的临床专业人员应在此方面花费大量的练习时间。

　　本书所叙述的关节评估方法，是依照临床专业人员常用的骨骼肌肉系统顺序编写，即视诊、触诊、活动度，最后再介绍特殊检查方法及引发症状的操作方法。我们将这些技术进行专业整合，可用于对下背部和髋部的简化评估。

　　Beighton 评分：前四部分最高分数为 2 分（每侧 1 分），最后一部分最高分数为 1 分。评分 ≥ 5 分者则被认为是活动过度。

　　1. 第 5 掌指关节被动背屈和过伸 > 90°（0 ～ 2 分）

　　2. 拇指被动屈曲达到前臂屈侧（0 ～ 2 分）

　　3. 肘关节被动过伸 >10°（0 ～ 2 分）

　　4. 膝关节被动过伸 >10°（0 ～ 2 分）

　　5. 双膝关节伸直，躯干主动前屈，双手掌可以平放在地面上（0～1分）

共 9 分

　　在本书检查方法的演示图中，我们标示了红蓝箭头，以协助说明该检查方法。检查者施力的方向标为蓝色箭头，而患者施力的方向则标为红色箭头。

肩关节/颈部检查（Shoulder/Neck Exam）

肩关节检查包括视诊、被动及主动活动度、肩部肌肉的肌力检查、触诊，必要时需施行一些操作手法，以便诱发患者的不适主诉或症状，进而明确病因。由于颈部及肩关节的症状常常会被患者及临床医生错误解读，往往需要仔细的检查以便鉴别诊断。同时须施行完整的颈部检查，以评估肩关节或上臂疼痛是否与颈椎有关；另外也必须评估肘关节结构。

视诊：让患者保持轻松站立位，先从检查肩关节的外观开始；检查时应注意肩部形状、大小、肤色或姿势，并且需要与对侧肩部相比较。观察患者在休息状态下的肩胛骨位置，并与对侧比较。应特别评估休息状态下两侧肩胛骨的内外侧及上下极的位置差异。在休息状态下，惯用侧肩部通常会比非惯用侧肩部位置低。注意观察两侧肩部肌肉体积或者关节畸形的差异。例如，肩关节炎患者往往表现出圆肩或球形肩。需要注意的是，长期进行某些锻炼强度较大的运动项目也会导致双侧肩部肌肉体积有所不同。

活动度：让患者自主活动上肢，观察其肩关节屈曲、伸展、外展、内旋（IR）和外旋（ER）的最大活动范围，并检查前述各项动作的被动活动度（检查者协助）会不会比主动活动度（患者自主启动）更大。若发现被动活动度和主动活动度有差异，可有助于区分肌肉无力和关节挛缩。如果怀疑由于肌肉痉挛限制了关节活动度，则在做被动活动度检查时，应尽可能缓慢，以减轻肌肉痉挛的影响。

评估患者将手从垂臂休息位转变到"手叉腰"位的情况。由于盂肱关节活动度有限，通过观察肩胛骨上移或下外侧滑动，来判断两侧动作之间的差异。检查者固定住患者的肩胛骨，此时评价盂肱关节屈曲、内收及外展活动情况。关节内旋及外旋应当在肩关节和肘关节均保持90°时检查（如果可能的话），这样才能直接观察盂肱关节情况。作者对于粘连性肩关节囊炎或者肩关节周围炎（冻结肩）的诊断标准是，排除其他内在肩部活动度减小的原因（盂肱关节炎或者撞击症），肩关节被动活动度在肩部4种主要活动（内旋、外旋、伸展、外展）中有两种或以上活动度减小超过25%。

触诊：沿着盂肱关节线（前侧和后侧）、肩胛骨和肩袖肌腱附着处，逐一检查肩关节的压痛点。同时应触诊肩锁关节、胸锁关节和肱二头肌腱。应对肩关节施行全程被动活动度检查，并且通过触诊体会是否存在细捻发音、咔嗒声、沉闷音。

颈椎及肩关节活动度（Range of Motion of the Cervical Spine and Shoulder）

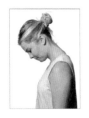

屈曲
（Flexion）
0~45°

伸展
（Extension）
0~45°

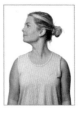

旋转
(Rotation)
0~70°

侧弯
(Lateral bending)
0~40°

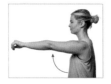

屈曲
（Flexion）
0~180°

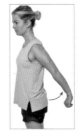

伸展
（Extension）
0~45°

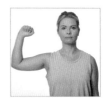

外旋
（External rotation）
0~90°

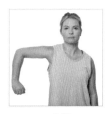

内旋
（Internal rotation）
0~90°

内收
（Adduction）
0~45°

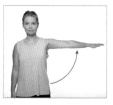

外展
（Abduction）
0~170°

肩关节触诊（Palpation of the Shoulder）

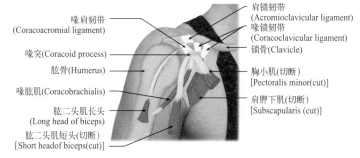

喙肩韧带
(Coracoacromial ligament)

喙突(Coracoid process)

肱骨(Humerus)

喙肱肌(Coracobrachialis)

肱二头肌长头
(Long head of biceps)

肱二头肌短头(切断)
[Short head of biceps(cut)]

肩锁韧带
(Acromioclavicular ligament)

喙锁韧带
(Coracoclavicular ligament)

锁骨(Clavicle)

胸小肌(切断)
[Pectoralis minor(cut)]

肩胛下肌(切断)
[Subscapularis (cut)]

肩关节正面观（Shoulder Anterior View）

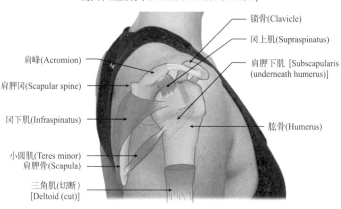

锁骨(Clavicle)

冈上肌(Supraspinatus)

肩峰(Acromion)

肩胛冈(Scapular spine)

冈下肌(Infraspinatus)

小圆肌(Teres minor)
肩胛骨(Scapula)

三角肌(切断)
[Deltoid (cut)]

肩胛下肌 [Subscapularis
(underneath humerus)]

肱骨(Humerus)

肩关节侧面观（Shoulder Lateral View）

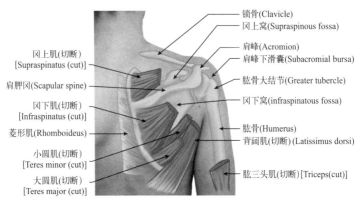

- 锁骨(Clavicle)
- 冈上窝(Supraspinous fossa)
- 肩峰(Acromion)
- 肩峰下滑囊(Subacromial bursa)
- 肱骨大结节(Greater tubercle)
- 冈下窝(infraspinatous fossa)
- 肱骨(Humerus)
- 背阔肌(切断) (Latissimus dorsi)
- 肱三头肌(切断)[Triceps(cut)]

冈上肌(切断)[Supraspinatus (cut)]
肩胛冈(Scapular spine)
冈下肌(切断)[Infraspinatus (cut)]
菱形肌(Rhomboideus)
小圆肌(切断)[Teres minor (cut)]
大圆肌(切断)[Teres major (cut)]

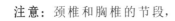

肩关节后面观（Shoulder Posterior View）

颈椎棘突检查（Cervical Spinous Process Exam）

患者：坐位或站位，颈椎尽可能最大程度屈曲。

检查者：在患者最大程度屈曲和伸展颈椎时，由侧面观察。

结果解释：在颈椎屈曲时，从颈椎后侧触诊到最高的固定突起部位最有可能是第 1 胸椎（T_1）棘突；由于第 7 颈椎（C_7）活动度较大，因此在颈椎屈曲时 C_7 棘突会向前移动，可以此来鉴别 C_7 棘突。

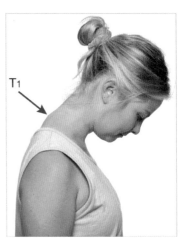

注意：颈椎和胸椎的节段，可从第 1 胸椎棘突向上或向下计数棘突来判定。

这项检查也可以在患者俯卧位时进行，检查者坐在患者旁边，检查脊柱两侧肌肉及关节的对线是否存在差异。

椎间孔挤压试验（Spurling's Test）

患者：端坐，颈部伸展 $30°$，看向一侧。

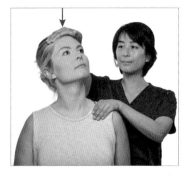

检查者：用轻微至中等的力量，从患者头顶向下压，以形成轴向压力。

阳性结果：可复制的疼痛／麻木，并且沿着神经根分布区域向一侧上肢或两侧上肢放射。

结果解释：疼痛或感觉异常向肩部、肩胛骨、上背部或上肢放射时，可能提示颈椎的某神经根受到刺激。颈部出现固定部位疼痛时，可能提示关节突关节的疾病或者颈椎后方结构的疾病。

注意：对于颈椎椎管狭窄、关节炎和压缩性骨折的患者，应小心实施此项检查（避免轴向压力）。

敏感性 $=38\% \sim 100\%$；特异性 $=94\% \sim 100\%$ [1~3]。

莱尔米特征（Lhermitte's Sign）

患者：端坐。

检查者：被动屈曲患者颈部。

阳性结果：锐痛或闪电样刺痛从脊柱向下延伸，或放射至上肢或者下肢。

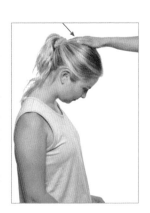

结果解释：阳性结果多见于颈椎神经根受到刺激，如脊髓型颈椎病、颈脊髓脱髓鞘病变（多发性硬化早期），或者头颈部肿瘤放疗后。

注意：做这项检查时，患者也可以处于长坐位，即屈曲髋关节，并伸直下肢于患者前方（"理发椅"征）。

敏感度 $\leq 28\%$；特异性 = 高[4]。

垂臂检查（Drop Arm Test）

患者：坐位或站位。

检查者：将患者手臂在冠状面上外展 90°，然后在水平面上内收45°，嘱患者缓慢放下手臂。

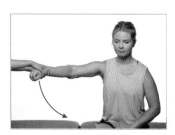

阳性结果：引起剧烈疼痛，或患者无法将患侧手臂以适当控制的方式垂放下来（手臂突然垂落下来）。

结果解释：肩袖撕裂或严重肌腱病变。

敏感性 =24%；特异性 =77%（肩袖损伤）[5, 6]。

阻抗式外旋检查（Resisted External Rotation）

患者：取坐位，肘部靠在身侧，肘关节屈曲 90°，保持前臂中立位；患者自行做肩部外旋动作。

检查者：站在患者侧面，主动用力抵抗其肩部外旋动作。

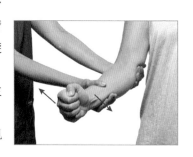

阳性结果：患者患侧出现肌肉无力和（或）疼痛。

结果解释：肩袖或后三角肌功能障碍。

注意：患者外旋无力时，可能会利用肘关节过伸来代偿。在检查前屈曲肘关节 $\geq 90°$ 有助于患者单独做外旋动作。

阻抗式内旋检查（Resisted Internal Rotation）

患者：取坐位，肘部靠在身侧，肘关节屈曲；自行做肩部内旋动作。

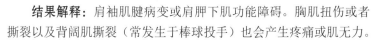

检查者：站在患者侧面，主动用力握住其前臂远端，对抗其肩部内旋动作。

阳性结果：患者患侧出现肌肉无力和（或）疼痛。

结果解释：肩袖肌腱病变或肩胛下肌功能障碍。胸肌扭伤或者撕裂以及背阔肌撕裂（常发生于棒球投手）也会产生疼痛或肌无力。

注意：①其他肌肉如胸大肌、大圆肌及背阔肌也会帮助肩关节内旋动作，如果这些肌肉发生功能障碍，也会影响肌力。

② 斜方肌无力会使肩胛骨稳定性变差，导致肩部内旋肌肉的假性无力。

Patte检查（Patte's Test）

患者：坐位，肘关节屈曲90°；肩关节外展90°，且外旋使拳头朝上，试着做更大的肩部外旋动作。

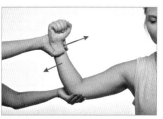

检查者：用一只手阻抗其外旋动作，另一只手支撑患者肘部。

阳性结果：患者的肩部或肩胛骨部位出现疼痛，但仍保持部分肌力维持手臂外旋，或无力维持手臂外旋姿势。

结果解释：冈下肌或小圆肌的肌腱炎（疼痛／保有一些肌力）或破裂（手臂下垂）。

敏感度 =36% ；特异性 =95%（冈下肌撕裂）[7]。

敏感度 =57% ；特异性 =71%（冈下肌腱炎）[7]。

● 空罐试验（Empty Can Test）

患者： 肩关节外展90°，在肩胛骨平面向上弯曲30°，肘关节完全伸直，前臂完全旋前（拇指朝下，犹如将空罐翻转朝下）。

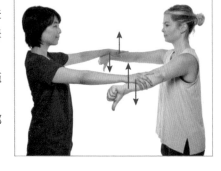

检查者： 向患者前臂远端施加向下的压力，令患者试着对抗。

阳性结果： 引发患者肩部疼痛。

结果解释： 冈上肌腱病变。

敏感度=19%～96%；特异性=31%～61%（冈上肌撕裂）[6, 7]。

敏感度=77%；特异性=38%（冈上肌腱炎）[6, 7]。

如果肌肉无力与疼痛同时存在，敏感度会更高。

背后举起检查（Lift-off Test）

患者： 直立或俯卧，上臂内旋，肘关节中度屈曲，手背碰到中段腰椎。

检查者： 指引患者向后举起手，以离开背部。

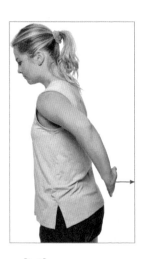

阳性结果： 患者无法对抗重力或检查者的微小阻力而将手举起离开背部；或与对侧相比，其动作明显受限。

结果解释： 肩胛下肌、背阔肌或菱形肌无力。

注意： 患者若发生肩胛下肌、背阔肌或菱形肌无力时，可能会试着用肱三头肌／肘部的伸肌来替此动作。

敏感性=35%～40%；特异性=75%～79%[8, 9]。

● Hawkins检查（Hawkins'Test）

患者：肘关节和肩关节屈曲90°，肩关节外展并内旋，拳头朝下。

检查者：通过握住患者肘关节近端以稳定上臂，并对抗在患者前臂远端前侧施加的力，使患者肩关节被动内旋至最大范围。

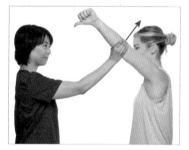

阳性结果：引发患者肩峰或上臂近段外侧区域疼痛。

结果解释：肩袖撞击症。

注意：从肩胛骨平面开始，内收内旋肩关节，直至诱发疼痛。

敏感度 =87% ～ 92%；特异性 =25% ～ 44%[10, 11]。

● Neer检查（Neer's Test）

患者：肘关节伸展，前臂旋前（拇指朝下）。

检查者：将患者肩关节被动前屈至最大范围。

阳性结果：引发患者肩部疼痛（尤其是屈曲大约 120°时）。

结果解释：肩袖撞击症。

注意：患者的手臂尽量靠近耳朵。检查者可能须用另一只手固定住患者的肩胛骨，以便另一只手进一步检查冈上肌的撞击情况。存在撞击症的患者，相对于矢状面，在肩胛骨平面（内收 30°）活动会诱发更加严重的疼痛。

敏感度 =75% ～ 89%；特异性 =30% ～ 50%[10 ～ 12]。

◉ 研磨操作手法（Scouring Maneuver）

患者： 肘关节和肩关节均屈曲90°，肩关节外展并内旋，拳头朝下（与Hawkins检查相同）。

检查者： 站立于患者背侧，一手固定其肩胛骨，另一手将患者手臂内旋的同时将其肩关节由屈曲姿势改为伸展姿势。

阳性结果： 引发患者肩部疼痛。

结果解释： 撞击综合征。

注意： 如果Hawkins试验或者Neer检查阳性，则这个检查没有必要做。

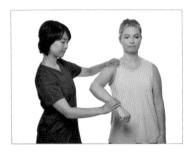
起始位置

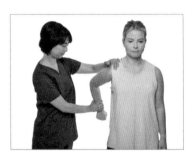
最终位置

◉ 上臂交叉／内收／Apley绕颈检查（Crossed Arm/Adduction/Apley's Scarf Test）

患者： 坐位或直立位。

检查者： 将患者肩关节屈曲90°，将其手臂水平移向胸部，使手臂向前移到对侧肩部。检查者即可检查同侧的肩锁关节。

阳性结果： 肩锁关节疼痛、位移或有咔嗒声。

结果解释： 肩锁关节功能障碍。

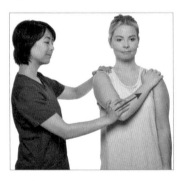

● 肱二头肌抗阻力试验（Yergason's Test）

患者：坐位，上臂位于体侧；肘关节屈曲 90°，前臂旋前。

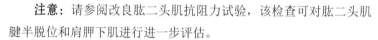

检查者：握住患者手腕上方，对抗患者的主动旋后动作。

阳性结果：肱二头肌沟区域疼痛。

结果解释：肱二头肌腱炎 / 肌腱病变。

注意：请参阅改良肱二头肌抗阻力试验，该检查可对肱二头肌腱半脱位和肩胛下肌进行进一步评估。

敏感度 =32%；特异性 =78% ～ 83%[13, 14]。

● 改良肱二头肌抗阻力试验（Modified Yergason's Test）

患者：坐位；肘关节屈曲 90°，前臂旋前。

检查者：一手握住患者手腕上方，对抗患者的主动旋后和外旋动作。用另外一只手触诊患者的肱二头肌腱。

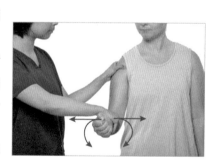

阳性结果：肱二头肌沟区域疼痛，或可触诊肱二头肌腱半脱位。

结果解释：肱二头肌腱病变、肌腱半脱位和（或）肩胛下肌损伤。

● Speed检查（Speed's Test）

患者： 肩关节屈曲 90°，外展 10°，同时保持肘关节伸展，前臂完全旋后。

检查者： 在患者前臂施加向下的力量，以伸展其肩部。

阳性结果： 肱二头肌腱部位疼痛。

结果解释： 肱二头肌腱炎。

敏感度 =63% ～ 90%；特异性 =14% ～ 58% [14, 15]。

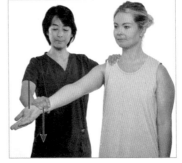

勒丁顿试验（Ludington Test）

患者： 将双手置于头部，手掌朝下，并收缩肱二头肌。

检查者： 注意观察肱二头肌畸形及不对称。

阳性结果： 肱二头肌"大力水手"畸形。

结果解释： 肱二头肌长头腱断裂。

注意： 该检查尚未进行临床研究。做该检查时，也可以将患者手臂放在身体侧方，嘱其收缩肱二头肌。如果肱二头肌出现远端膨大，失去纺锤形外形，说明肱二头肌长头腱断裂。

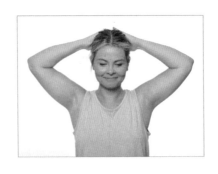

● 勒血通畅试验（奥布赖恩试验）[Active Compression（O'Brien's）Test]

患者：肩关节屈曲 90°，再水平内收至 15°，维持最大内旋角度，肘关节完全伸直。

检查者：①在患者前臂远端施加向下的力量，对抗患者的最大阻力。

②将肩关节改为外旋及间接前屈位，再重新检查一次。

阳性结果：肩锁关节或盂肱关节疼痛，或听到咔嗒声。

结果解释：如果疼痛位于肩锁关节，即为肩锁关节功能障碍；如果疼痛位于肩关节前方或上方，则为肩关节上盂唇的前向后的损伤。

敏感度 =16%～100%；特异性 =90%～96%（肩锁关节病变）[16～18]。

敏感度 =69%～100%；特异性 =42%～98%（盂唇撕裂）[16, 19]。

对于盂唇后方撕裂诊断的敏感度及特异性（分别是 32% 和 13%）[19] 均低于盂唇前方撕裂。

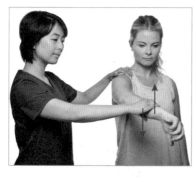

肩关节内旋位
（Position with shoulder internally rotated）

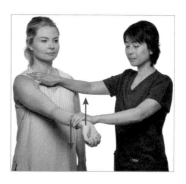

肩关节外旋位
（Position with shoulder externally rotated）

● 恐惧试验（Apprehension Test）

患者：①仰卧在检查台上，上臂垂于台缘。

②肩关节外展 90°，肘关节屈曲 90°，肩关节呈最大外旋角度。

检查者：用一只手在患者前臂远端施加向后的力量，另一只手在手臂近端施加向前的力量，使肩关节进一步外旋。不要超过患者可耐受的疼痛范围。

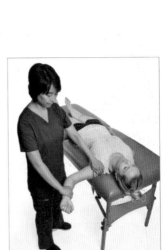

阳性结果：会引起患者疼痛，或引起疼痛时患者感到恐惧，或感觉肩关节即将脱位，或"咔嗒一声突然跑到关节盂外"。

结果解释：肩关节前侧松弛或不稳定。

注意：本书作者喜欢的方法包括在肩关节外展 60°、90° 及 120° 时进行这项检查。

敏感度 =72%；特异性 =96%[20]。

● 复位试验（Relocation Test）

患者：①仰卧在检查台上，上臂垂于台缘。

②肩关节外展 90°，肘关节屈曲 90°，肩关节最大程度外旋（与惊奇检查相同）。

检查者：①用一只手握住患者手腕，稳定住患者的上臂。

② 用另一只手手掌对盂肱关节施加向后的力量。

阳性结果：患者肩部疼痛和（或）不稳定感减轻，或活动范围增大。

结果解释：肩关节前松弛或不稳定。

注意：本书作者首选方法是在每个产生疼痛或感到不稳定的角度进行该项检查。

敏感度 =68% ～ 81% ；特异性 =92% ～ 100% [20, 21]。

● 惊奇检查（向前放松检查）[Surprise（Anterior Release）Test]

患者：①仰卧在检查台上，上臂垂于台缘。

② 肩关节外展 90°，肘关节屈曲 90°，肩关节呈最大程度外旋（与复位试验相同）。

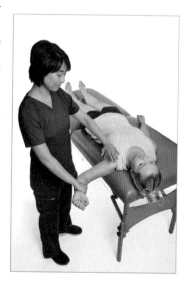

检查者：施行复位检查，然后突然放松对盂肱关节施加的向后方的力量。

阳性结果：患者会重新出现疼痛或不稳定感。

结果解释：肩关节前松弛或不稳定。

注意：作者首选方法是在复位检查有改善的角度，释放前方施加的压力。

敏感度 =92% ；特异性 =89% [22]。

● 负荷移位检查/前后不稳定检查（Load and Shift/Anterior-Posterior Instability Test）

患者：坐位，手臂放于身体侧方。

检查者：（1）一只手稳定患者肩胛骨，另外一只手抓住肱骨头。

（2）向前和向后推移肱骨头，同时向肩胛盂施加向内的力量。

阳性结果：肱骨头在肩胛盂边缘出现松动增加或者半脱位。

结果解释：前方或后方盂肱关节不稳定。

注意：也可在患者仰卧位时进行。检查者站于患者一侧，将患者手臂（外展45°）置于检查者自己的身体和手臂之间。检查者的双手环绕肱骨干及肱骨头，在向前向后移动肱骨头的同时施加轴向的压力（类似于Clunk试验）。

敏感度=91%；特异性=93%[23]。

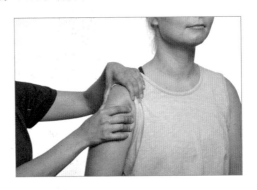

● Crank试验（Crank Test）

患者：端坐位或者仰卧位，手臂在肩胛骨平面上抬160°。

检查者：向肱骨头施加轴向的压力，同时内旋及外旋肩关节。

阳性结果：疼痛，伴有或不伴有弹响或者卡住感。

结果解释：盂唇撕裂。

敏感度=46%～91%；特异性=56%～93%[24, 25]。

● Clunk 试验（Clunk Test）

患者： 仰卧位，手臂完全外展超过头顶。

检查者： 将一只手放在患者肱骨头后方并施加向前的力量，同时另外一只手维持肱骨侧方旋转。

阳性结果： 弹响或研磨声，或者恐惧感。

结果解释： 弹响或研磨声表示盂唇撕裂。恐惧感表示肩关节前方不稳定。

注意： 对肱骨头施加向后的力量，重复该检查。

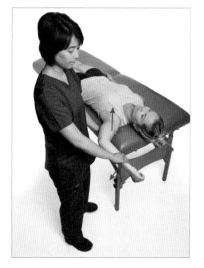

凹陷征（Sulcus Sign）

患者： 端坐位或站立位，手臂置于身体侧方保持中立位，肘关节弯曲。

检查者： 一手握住患者手臂并施加向下的牵引力。

阳性结果： 肱骨头向下移位增加，在关节盂和肱骨头之间可看见或感受到凹陷。

结果解释： 盂肱关节下方不稳定。

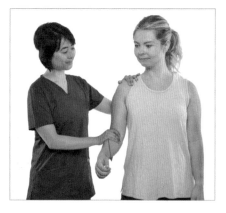

注意： 该检查也可以在肩关节内旋和外旋时进行。外旋时由于肩袖间隙（盂肱上韧带、喙肱韧带）紧绷，因此相比于内旋，外旋会减少肱骨头移位程度。

● 爱德生试验（斜角肌压迫试验）/反爱德生试验（Adson's Test/Reverse Adson's Test）

患者： 转头朝向一侧，颈部伸展。肩关节外展45°，同时肩关节及肘关节最大程度伸展。令患者深吸一口气，屏住。

检查者： 在患者静息状态及颈部伸展、屏住呼吸时分别触诊双侧桡动脉搏动。

阳性结果： 当进行该项检查时，脉搏明显减弱或者消失和（或）患者诉说肢体感觉异常。

结果解释： 前、中斜角肌压迫臂丛神经或大血管导致胸廓出口综合征。

注意： 做Halstead操作手法或者反爱德生试验时，患者转头，伸颈朝向与有症状肢体相反的方向，同时监测患侧桡动脉脉搏变化。这项检查主要用于检测中斜角肌或者颈肋韧带是否受累。

敏感度=94%；特异性=18%～87%[26]（Adson检查）。

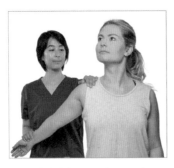

爱德生试验（Adson's Test）

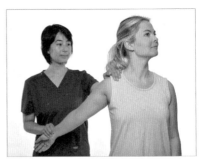

反爱德生试验（Reverse Adson's Test）

艾伦试验（Allen's Test）

患者：坐位，肘关节屈曲，肩关节外展，同时外旋约 90°.

检查者：外展、外旋患者肩关节，同时触诊桡动脉搏动。

阳性结果：当患者转头面向另一侧时，患侧脉搏减弱或消失。

结果解释：血管源性胸廓出口综合征会合并脉搏消失，神经源性胸廓出口综合征会合并麻木或刺痛感。

特异性 =18% ～ 43%[26]。

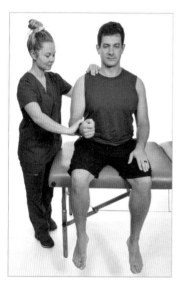 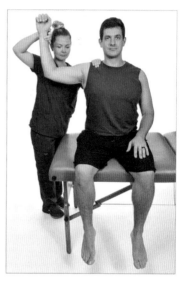

艾伦试验起始位（Allen's start）　　　　　艾伦试验终末位（Allen's end）

◉ 肋锁检查（Costoclavicular Test）

患者：直立位或坐位。

检查者：①站在患者身后，令患者肩关节伸展 10°～ 20°，触诊双侧桡动脉搏动。

②令患者突然挺胸。

阳性结果： 本可触诊到的脉搏消失和（或）合并上臂及前臂麻木。

结果解释： 在肋骨和锁骨之间压迫到臂丛神经或大血管。

敏感度 =94%；特异性 53% ～ 85%[26]。

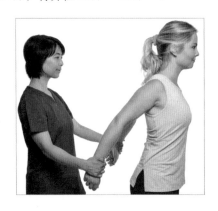

● 上臂缺血试验（Roos试验）（Roos's Test）

患者： ①双臂外展 90°，双肘关节屈曲 90°。

② 然后双手做快速张开和握紧动作，并持续 30 ～ 180s。

检查者： 观察患者的双手。

阳性结果： 引发患者症状，并应伴随出现患侧手部苍白。停止检查使症状减轻和（或）使手部颜色恢复正常。

结果解释： 由于盗血现象导致的胸廓出口综合征。

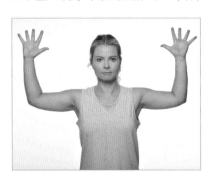

过度外展试验（Wright's Test）

患者： 直立位，肘关节屈曲 90°。

检查者： 触诊桡动脉脉搏，并缓慢将患者上臂外展和屈曲到 130°以上。可使用听诊器来听桡动脉脉搏。

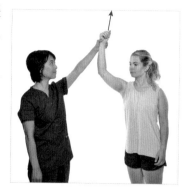

阳性检查： 本可触诊到的脉搏消失，上臂或前臂麻木，或听到血管杂音。

结果解释： 在肋骨和锁骨之间压迫到大血管（脉搏改变或出现血管杂音），或压迫臂丛神经（麻木）。

肘关节检查（Elbow Exam）

肘关节检查包括视诊、触诊、活动度检查，以及评估肘部肌肉群的肌力。

视诊： 观察肿胀、积液、红斑或变形，并进行两侧比较。尤其要注意肘关节伸直程度及外展对线（提携角）情况，因为这些可能是陈旧性损伤、韧带松弛或者其他先天畸形的线索。

触诊： 将一只手轻巧地放在肘关节上，检查其温度，并与对侧比较。触诊下列结构，并注意有无疼痛出现：肱骨内上髁、肱骨外上髁、鹰嘴突、鹰嘴滑囊、前臂屈肌腱及前臂伸肌腱起点和肱三头肌腱。检查肘关节积液的最佳方法，是触诊肘后侧肱三头肌腱附近的肿胀情形。在桡骨头/肱桡关节处，检查肘关节做各种动作时是否存在咔嗒声/摩擦声/半脱位情形。在肘关节运动时，应注意感受是否存在捻发音、咔嗒声和沉闷声。特别要注意桡骨与尺骨和肱骨与尺骨之间的平滑运动。其他需要触诊的结构包括肱二头肌远端肌腱、尺侧和桡侧副韧带。

　　进行肘关节的所有检查操作和检查其活动度时，都应令肘关节放在检查台上，以稳定住肘关节和肩关节。检查肘关节主动屈曲时，应令前臂呈完全旋前和完全旋后姿势分别进行。同时也要记录肘关节活动度的最大角度，因为过度伸展常常与韧带松弛相关；亦应在肘关节最大屈曲和最大伸展时评估旋前和旋后动作。

肘关节活动度（Range of Motion of the Elbow）

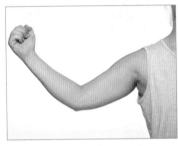

屈曲（Flexion）0~150°

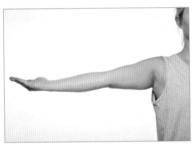

伸展（Extension）0~10°

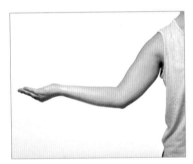

旋后（Supination）0~80°
（肘关节屈曲时评估）

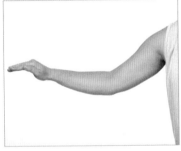

旋前（Pronation）0~70°
（肘关节屈曲时评估）

肘关节触诊（Palpation of the Elbow）

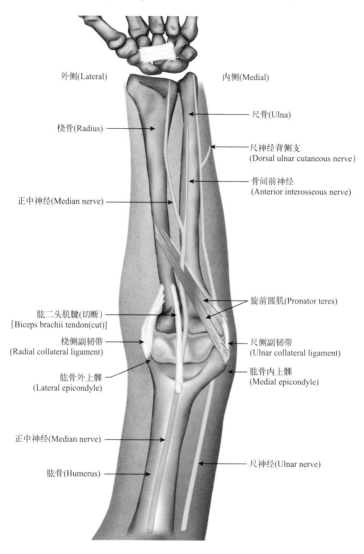

外侧(Lateral)　　　　内侧(Medial)

尺骨(Ulna)

桡骨(Radius)

尺神经背侧支
(Dorsal ulnar cutaneous nerve)

骨间前神经
(Anterior interosseous nerve)

正中神经(Median nerve)

旋前圆肌(Pronator teres)

肱二头肌腱(切断)
[Biceps brachii tendon(cut)]

尺侧副韧带
(Ulnar collateral ligament)

桡侧副韧带
(Radial collateral ligament)

肱骨内上髁
(Medial epicondyle)

肱骨外上髁
(Lateral epicondyle)

正中神经(Median nerve)

尺神经(Ulnar nerve)

肱骨(Humerus)

肘关节正面观（旋后位）［Elbow Anterior View（in supination）］

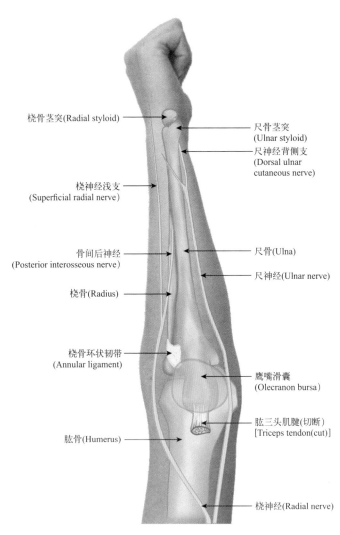

桡骨茎突(Radial styloid)

尺骨茎突
(Ulnar styloid)

尺神经背侧支
(Dorsal ulnar
cutaneous nerve)

桡神经浅支
(Superficial radial nerve)

骨间后神经
(Posterior interosseous nerve)

尺骨(Ulna)

尺神经(Ulnar nerve)

桡骨(Radius)

桡骨环状韧带
(Annular ligament)

鹰嘴滑囊
(Olecranon bursa)

肱三头肌腱(切断)
[Triceps tendon(cut)]

肱骨(Humerus)

桡神经(Radial nerve)

肘关节后面观（Elbow Posterior View）

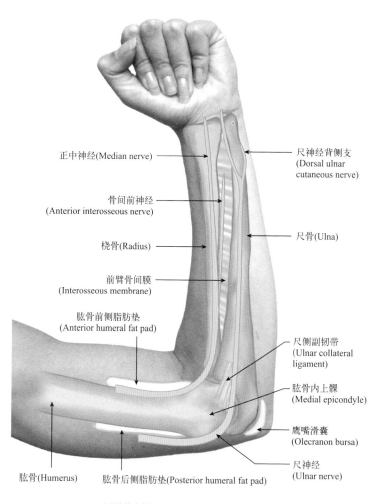

正中神经(Median nerve)

尺神经背侧支
(Dorsal ulnar
cutaneous nerve)

骨间前神经
(Anterior interosseous nerve)

尺骨(Ulna)

桡骨(Radius)

前臂骨间膜
(Interosseous membrane)

肱骨前侧脂肪垫
(Anterior humeral fat pad)

尺侧副韧带
(Ulnar collateral
ligament)

肱骨内上髁
(Medial epicondyle)

鹰嘴滑囊
(Olecranon bursa)

肱骨(Humerus)

肱骨后侧脂肪垫(Posterior humeral fat pad)

尺神经
(Ulnar nerve)

肘关节内侧面观（Elbow Medial View）

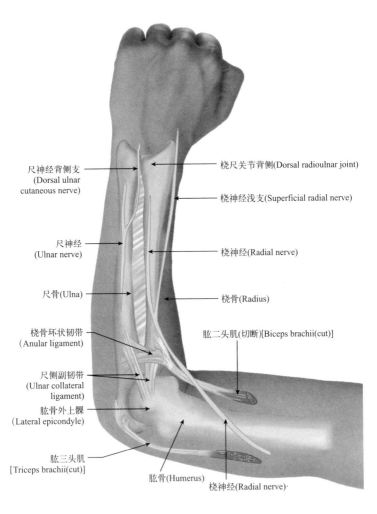

尺神经背侧支
(Dorsal ulnar
cutaneous nerve)

桡尺关节背侧(Dorsal radioulnar joint)

桡神经浅支(Superficial radial nerve)

尺神经
(Ulnar nerve)

桡神经(Radial nerve)

尺骨(Ulna)

桡骨(Radius)

桡骨环状韧带
(Anular ligament)

肱二头肌(切断)[Biceps brachii(cut)]

尺侧副韧带
(Ulnar collateral
ligament)

肱骨外上髁
(Lateral epicondyle)

肱三头肌
[Triceps brachii(cut)]

肱骨(Humerus)

桡神经(Radial nerve)·

肘关节外侧面观（Elbow Lateral View）

Hook检查（Hook Test）

患者：手臂置于身体侧方，肘关节屈曲90°，并主动做旋后动作。

检查者：试着用食指在患者肘窝内从侧方钩住肱二头肌腱。

阳性结果：钩形手指感受不到条索样结构。

结果解释：肱二头肌腱远端完全断裂。

敏感性 =100%；特异性 =100%[27]。

肱二头肌腱部分断裂时可能会出现假阴性结果。

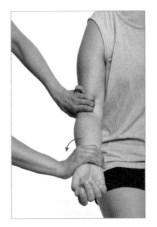

● Cozen检查（Cozen's Test）

患者：肘关节置于大腿或者检查台上，屈曲大约60°。充分伸展腕关节以抵抗检查者的阻力。

检查者：试着用力屈曲患者伸直的腕关节。

阳性结果：患者伸展腕关节抵抗阻力时，出现肱骨外上髁疼痛。

结果解释：肱骨外上髁炎。

注意：可以采用第 42 页蛤壳试验方法增加阻力。

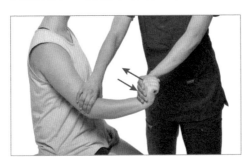

● 密尔试验（Mill's Test）

患者：坐位，伸直肘关节。

检查者：被动地将患者的前臂旋前、手腕完全屈曲，同时触诊肱骨外上髁。

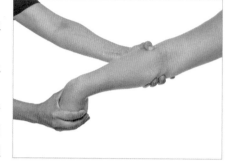

阳性结果：肱骨外上髁处疼痛。

结果解释：肱骨外上髁炎

注意：该测试可用于观察患者在物理治疗期间是否能够耐受拉伸和加强力量。

● 中指抗阻力背伸检查（Resisted Middle Finger Extension Test）

患者：手臂伸直，腕关节旋前，并处于中立位，伸直中指。

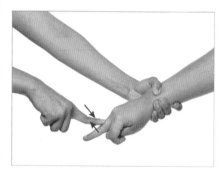

检查者：在患者中指近端指节背侧抵抗患者中指背伸。

阳性结果：在肱骨外上髁或远端 2 ～ 4cm 处出现疼痛

结果解释：肱骨外上髁炎或者骨间后神经（PIN）在桡管内嵌压。

注意：检查者将会注意到，在疾病的发展过程中，先是出现 Cozen 检查阳性，之后是中指抗阻力背伸检查阳性，最后出现食指固有伸肌检查阳性。

● 腕关节屈曲检查肱骨内上髁炎（Wrist Flexion for Medial Epicondylitis）

患者：前臂置于大腿上或检查台上，肘关节屈曲约 50°，腕关节完全屈曲，并抵抗检查者的阻力。

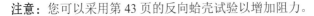

检查者：用力试着将患者屈曲的腕关节伸直。

阳性结果：肱骨内上髁部位疼痛。

结果解释：肱骨内上髁炎。

注意：您可以采用第 43 页的反向蛤壳试验以增加阻力。

● 肘部尺神经蒂内尔征（Tinel's Sign of Ulnar at Elbow）

患者：肘关节屈曲 90°。

检查者：轻轻敲击患者肱骨内上髁和尺骨鹰嘴之间的尺神经沟。

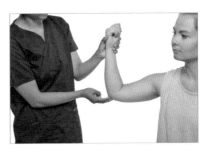

阳性结果：引起尺神经分布区域（环指和小指）疼痛、电击般的感觉以及其他感觉异常或麻木。请见第 173 页有关尺神经在前臂和手部分布区域说明，以及第 27 页尺神经的解剖位置说明。

结果解释：肘部的尺神经受到刺激。

注意：过度用力可能会引起假阳性检查结果。为了检查的完整性，检查者应先轻敲近段，沿着肘管，接着向远端敲击。

● 外翻应力试验（Valgus Stress Test）

患者： 肩关节屈曲 60°，肘关节屈曲 30° 并保持腕关节旋后。

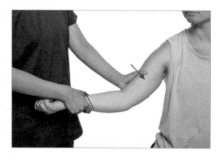

检查者： ①将一只手掌置于患者肘部外侧施加向内的力量（外翻），另一只手掌对患者前臂远端内侧施加朝向外侧的力量。

② 令患者肘关节完全伸直，再重复上述检查。

阳性结果： 肘关节内侧疼痛和（或）关节松弛。

结果解释： 尺侧副韧带（UCL）松弛或撕裂。

注意： 肘关节完全伸直时韧带松弛提示尺侧副韧带损伤更严重。

● 动态外翻应力试验（Moving Valgus Stress Test）

患者： 外展肩关节 60°，并外旋。

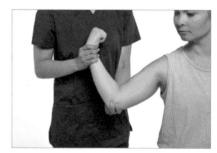

检查者： ①一只手抓住患者腕部，另一只手支撑肘关节并触诊内侧关节线及尺侧副韧带。

② 用握住患者腕关节的那只手施加外翻应力，同时被动屈曲及伸直患者肘关节。

阳性结果：肘关节在 80°～120°活动范围内出现内侧疼痛。

结果解释：尺侧副韧带撕裂。

敏感性 =100%；特异性 =75%[28]。

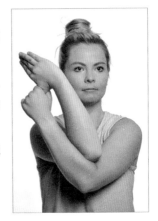

● "挤奶"操作手法（Milking Maneuver）

患者：屈曲肘关节 90°，另外一只手臂从其下方穿过，并抓住另一手臂的拇指，对肘关节内侧施加外翻力量。

阳性结果：肘关节内侧疼痛、不稳定，或者恐惧感。

结果解释：尺侧副韧带撕裂。

● 内翻应力试验（Varus Stress Test）

患者：肩关节外展 60°，肘关节屈曲 30°，腕关节旋后。

检查者：①将一只手掌置于患者肘部内侧施加向外（内翻）的力量，另一只手掌对患者前臂远端外侧施加朝向内侧的力量。

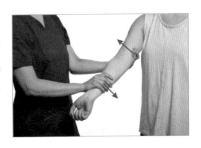

② 令患者肘关节完全伸直，再重复上述检查。

阳性结果：肘关节外侧疼痛和（或）关节松弛。

结果解释：桡侧副韧带松弛或撕裂。

注意：内翻力量也可以被用来检测晚期肱骨外上髁炎，在肱骨外上髁处引起疼痛，而不伴有松弛。

腕关节／手部／手指检查
（Wrist/Hand/Digit Exam）

视诊： 注意观察肿块、弯曲、肿胀、红斑以及温度增高等。与对侧手部相比较，观察肌肉的大小和对称情况。评估大鱼际肌和小鱼际肌隆突的大小，并且检查掌骨间部位特殊的肌肉萎缩，这些现象可能表示近端神经受到压迫或发生病变。

触诊： 应触诊手部、腕关节和手指等部位的局部压痛情况。检查关节的滑膜炎、泥沼样感和细捻发音；记录动作的特点，特别是在肌肉收缩时出现的任何尺侧或桡侧的偏向；注意观察并触诊掌指关节处伸肌腱半脱位现象，这是此部位的常见病症。

活动度： 应评估两种活动度——主动活动度和被动活动度。最便于检查活动度的姿势为患者采取坐位，肘关节完全屈曲、屈曲90°或完全伸直；在这些姿势下检查腕关节旋后和旋前，并配合腕关节屈曲和伸展动作，检查确认腕关节和肘关节运动的情况。

在骨骼肌肉系统检查方法中，手部的徒手肌力检查是最重要的检查方法之一。应对手部肌力采用系统的方式依序评估，例如先检查正中神经支配的肌肉，然后检查尺神经支配的肌肉等，并随时谨记受伤的特有形式，以协助诊断周围神经病变或是神经根或神经丛等近端病变。检查者必须思考受伤的特有形式，以便确切诊断周围神经或发生在近端神经根或者神经丛等的功能障碍。

在手部和腕关节经常需要使用引发症状的检查方法，来检查肌腱或韧带的损伤，且通常等到检查过程的最后阶段才执行这些检查，以免患者采取防卫姿势或引起疼痛，进而降低其他检查的准确性。

腕关节和手指的活动度（Range of Motion of the Wrist and Digits）

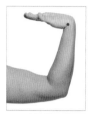

腕关节屈曲
（Wrist flexion）
0~80°

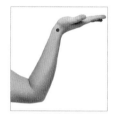

腕关节伸展
（Wrist extension）
0~70°

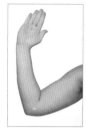

桡侧偏向
（Radial deviation）
0~20°

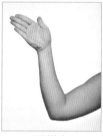

尺侧偏向
（Ulnar deviation）
0~30°

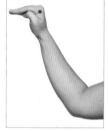

掌指关节屈曲
（MCP finger flexion）
0~90°

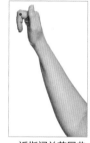

近指间关节屈曲
（PIP finger flexion）
0~100°

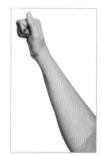

远指间关节屈曲
（DIP finger flexion）
0~80°

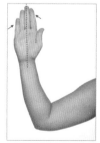

手指内收
（Finger adduction）
完全伸展的手指应能
向中指靠拢在一起

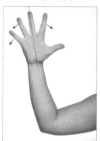

手指外展
（Finger abduction）
手指应均匀地从
中指向外张开

拇指活动度（Range of Motion of the Thumb）

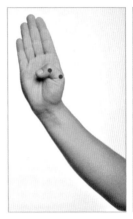

拇指屈曲
（Thumb flexion）
掌指关节为0~50°
指间关节为0~80°

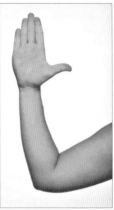

拇指伸展（桡侧外展）
（Thumb extension
radial abduction）
0~60°
有些人的指间关节可以
过度伸展到15°

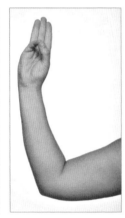

拇指对掌
（Thumb opposition）
应该能够将拇指掌侧
和小指掌侧接触

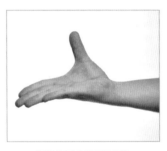

拇指外展（掌侧外展）
[Thumb abduction
（palmar abduction）]
0~70°

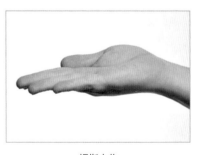

拇指内收
（Thumb addcuction）
0~40°
拇指应可碰到示指的掌侧

腕关节 / 手部 / 手指触诊
（Wrist/Hand/Digit Palpation）

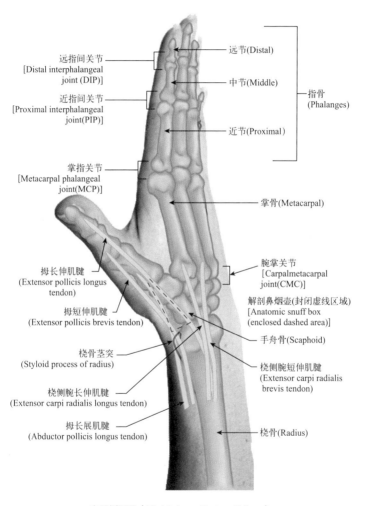

远指间关节
[Distal interphalangeal
joint (DIP)]

近指间关节
[Proximal interphalangeal
joint(PIP)]

掌指关节
[Metacarpal phalangeal
joint(MCP)]

拇长伸肌腱
(Extensor pollicis longus
tendon)

拇短伸肌腱
(Extensor pollicis brevis tendon)

桡骨茎突
(Styloid process of radius)

桡侧腕长伸肌腱
(Extensor carpi radialis longus tendon)

拇长展肌腱
(Abductor pollicis longus tendon)

远节(Distal)

中节(Middle)

近节(Proximal)

指骨
(Phalanges)

掌骨(Metacarpal)

腕掌关节
[Carpalmetacarpal
joint(CMC)]

解剖鼻烟壶(封闭虚线区域)
[Anatomic snuff box
(enclosed dashed area)]

手舟骨(Scaphoid)

桡侧腕短伸肌腱
(Extensor carpi radialis
brevis tendon)

桡骨(Radius)

右手侧面观（Right-hand Lateral View）

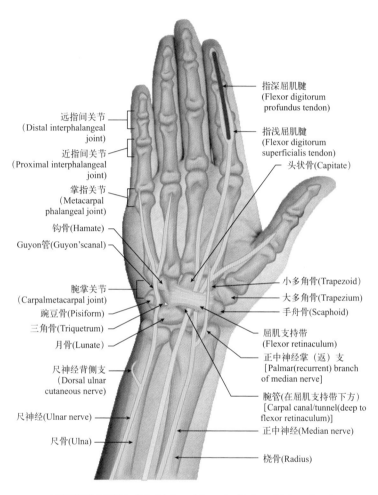

指深屈肌腱
(Flexor digitorum profundus tendon)

指浅屈肌腱
(Flexor digitorum superficialis tendon)

头状骨(Capitate)

远指间关节
（Distal interphalangeal joint）

近指间关节
（Proximal interphalangeal joint）

掌指关节
（Metacarpal phalangeal joint）

钩骨(Hamate)

Guyon管(Guyon'scanal)

腕掌关节
(Carpalmetacarpal joint)

豌豆骨(Pisiform)

三角骨(Triquetrum)

月骨(Lunate)

尺神经背侧支
（Dorsal ulnar cutaneous nerve）

尺神经(Ulnar nerve)

尺骨(Ulna)

小多角骨(Trapezoid)

大多角骨(Trapezium)

手舟骨(Scaphoid)

屈肌支持带
(Flexor retinaculum)

正中神经掌（返）支
[Palmar(recurrent) branch of median nerve]

腕管(在屈肌支持带下方)
[Carpal canal/tunnel(deep to flexor retinaculum)]

正中神经(Median nerve)

桡骨(Radius)

右手正面观（掌侧）（Right-hand Anterior/Palmar/Volar View）

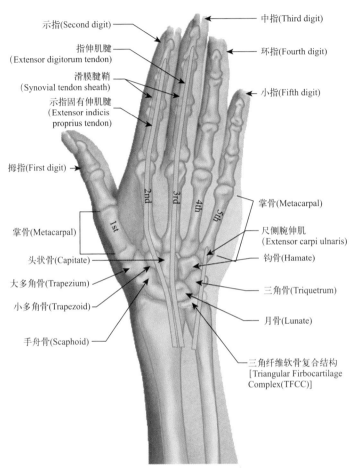

示指(Second digit)

指伸肌腱
(Extensor digitorum tendon)

滑膜腱鞘
(Synovial tendon sheath)

示指固有伸肌腱
(Extensor indicis
proprius tendon)

拇指(First digit)

掌骨(Metacarpal)

头状骨(Capitate)

大多角骨(Trapezium)

小多角骨(Trapezoid)

手舟骨(Scaphoid)

中指(Third digit)

环指(Fourth digit)

小指(Fifth digit)

掌骨(Metacarpal)

尺侧腕伸肌
(Extensor carpi ulnaris)

钩骨(Hamate)

三角骨(Triquetrum)

月骨(Lunate)

三角纤维软骨复合结构
[Triangular Firbocartilage
Complex(TFCC)]

2nd 3rd 4th 5th 1st

右手背面观（Right-hand Posterior/Dorsal View）

◉ 腕部尺神经蒂内尔征（Tinel's Sign of Ulnar Nerve at Wrist）

患者： 前臂旋后。

检查者： 轻轻敲击患者腕关节近端尺神经走行区域，从腕横纹近端一直到屈肌支持带或豌豆骨的远端。

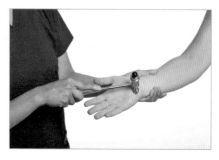

阳性结果： 在尺神经分布区域（环指或小指）出现疼痛、电击般感觉，以及感觉异常或麻木。请见第173页有关尺神经在前臂分布情况及第38页尺神经解剖位置详解。

结果解释： 尺神经在腕部或Guyon管处受到刺激。

注意： 由于自行车把手的长期压迫所致，因此该征常见于自行车骑行爱好者。也可见于钩骨骨折。

◉ 腕部正中神经蒂内尔征（Tinel's Sign of Median Nerve at Wrist）

患者： 前臂旋后。

检查者： 轻轻沿着患者腕部近端的正中神经走行区域进行敲击，从腕横纹近端到屈肌支持带远端。

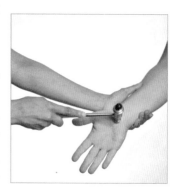

阳性结果： 轻敲时会再度引起刺痛、暂时性麻木、电击般的感觉，或闪痛从敲击部位向远端放射，典型的放射累及区域出现在拇指、示指、中指和环指桡侧的掌面。请见第171页有关正中神经在手部的分

布情况，以及第 38 页的解剖位置详解。

结果解释： 正中神经受到刺激，常常是在腕管内受到压迫所引起的。

敏感性 =26% ～ 73%；特异性 =55% ～ 94% [26, 29]。

改良腕掌屈试验（Modified Phalen's Test）

患者： 两腕关节屈曲 90°，双手的手背紧靠。

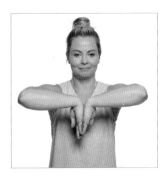

检查者： 请患者维持此姿势 30 ～ 60s。

阳性结果： 患者再度出现麻木或刺痛的症状，典型症状出现在拇指、示指、中指和环指桡侧的掌面。请见第 171 页有关正中神经在手部的分布情况。

结果解释： 正中神经在腕管内受压。

注意： 维持此姿势超过 60s，可能会使正常人出现假阳性结果。

敏感性 =84% [30]。

反向腕掌屈试验（Reverse Phalen's Test）

患者： 通过将双手的手掌互相挤压紧靠在一起，使两腕关节伸展 90°或以上，双手的手掌紧靠在一起。

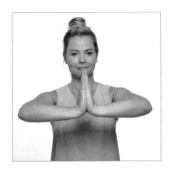

检查者： 请患者维持此姿势 30 ～ 60s。

阳性结果： 诱发患者出现麻木或刺痛症状，典型症状出现在拇指、示指、中指和环指桡侧的掌面。请见第 171 页有关正中神经在手部的分布情况。

敏感度 =42%；特异性 =35%[29]。

腕部压迫试验（Carpal Compression Test）

患者：前臂旋后，手部张开。

检查者：沿着患者腕管的全长，用双手拇指紧紧压迫腕管，维持 15 ～ 120s。

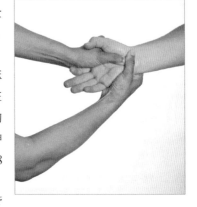

阳性结果：患者再次出现麻木或刺痛症状，典型症状出现在拇指、示指、中指和环指桡侧的掌面。请见第 171 页有关正中神经在手部的分布情况，以及第 38 页的解剖位置详解。

结果解释：正中神经在腕管内受到压迫。

敏感度 =46% ～ 87%；特异性 =25% ～ 95%[26, 29]。

◉ 蛤壳试验（腕部伸肌）[Clamshell（Wrist Extensors）]

患者：将上肢与腕部放在中立位，前臂旋前。

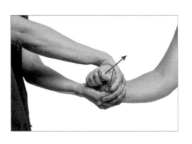

检查者：①站在患者受检部位的同侧，用双手环握患者的腕部，手指互相紧扣。上方手部的大鱼际放在患者的掌指关节处，下方手部的大鱼际放在患者桡骨茎突的掌侧。

② 令患者试着伸展其腕部，检查者用力紧紧扣住患者手部，就像蛤壳一样。

注意：本检查在评估腕部伸肌的肌力上可较省力。

● 反向蛤壳试验（腕部屈肌）[Reverse Clamshell (Wrist Flexors)]

患者：将上肢与腕部放在中立位，前臂旋前。

检查者：①用双手环握患者的腕部，手指互相紧扣。上方手部的大鱼际放在患者桡骨茎突的背侧，下方手部的大鱼际放在患者的掌指关节处。

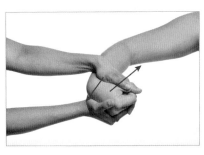

② 用力紧紧扣住患者手部，就像蛤壳一样，令患者试着屈曲其腕部。

注意：本检查在评估腕部屈肌的肌力上可较省力。

● 手部内部肌肉紧张检查（Bunnel-Littler检查）[Tight Hand Intrinsics Test (Bunnel-Littler's Test)]

患者：放松手部。

检查者：①使患者手指呈被动位置，以使掌指关节（MCP）完全伸展，并且试着屈曲其近指间关节（PIP）和远指间关节（DIP）。

② 然后使患者 MCP 屈曲，接着再试着屈曲其近指间关节（PIP）和远指间关节（DIP）.

阳性结果：当 MCP 伸展时，无法完全屈曲 PIP 和 DIP，当 MCP 位于中立位或屈曲时，PIP 和 DIP 可完全屈曲。

结果解释： 手部内部肌肉紧张。

注意： 无论 MCP 何种姿势都无法屈曲 PIP 时，表示 PIP 关节囊紧张，或者由于其他原因如关节炎，导致指间关节活动度减小。

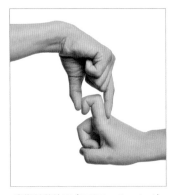

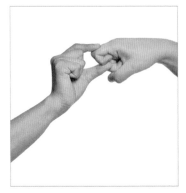

掌指关节伸展（MCP extended）　　　掌指关节屈曲（MCP flexed）

● 改良握拳尺偏试验（Modified Finkelstein's Test）

患者： 拇指完全屈曲，蜷缩在手掌内，手握拳。

检查者： 用一只手固定住患者前臂，另一只手握住患者拳头，并将其腕部向尺侧偏移。本检查会对拇指根部的肌腱产生压力。

阳性结果： 会引起患者拇指桡侧根部或桡骨远端处疼痛。

结果解释： De Quervain 腱鞘炎（拇伸肌肌腱炎）。

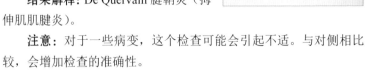

注意： 对于一些病变，这个检查可能会引起不适。与对侧相比较，会增加检查的准确性。

● Froment征（Froment's Sign）

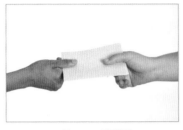 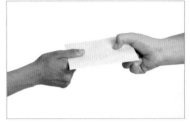

Froment征阴性   Froment征阳性

患者：用拇指的掌侧或者尺侧和示指桡侧捏住一张纸或名片，同时各个手指屈曲成松散的拳头。

检查者：捏住纸张的另一端，并且指导患者用力捏住纸张（拇指内收），以免纸张从其手中抽出。

阳性结果：拇指指间关节（IP）屈曲。

结果解释：尺神经支配的拇收肌无力（使用拇长屈肌代偿屈曲 IP）。

注意：造成拇指 IP 屈曲的原因是患者使用拇长屈肌来代替无力的拇收肌，形成捏住动作。

● 拇指轴向研磨检查（Thumb Axial Grind Test）

患者：放松手部。

检查者：①双手分别固定住患者拇指和腕部。

② 经第 1 掌骨用力施加轴向及旋转的力，传导至第 1 腕掌关节处。

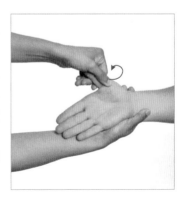

阳性结果：拇指疼痛、细捻发音、研磨音或半脱位。

结果解释：拇指腕掌关节炎或半脱位。

注意：舟状骨、大多角骨、小多角骨关节炎也很常见，但是疼痛的部位，相比于拇指腕掌关节炎，往往出现在拇指更近端或者尺侧。

敏感度 =64%；特异性 =100%[31]。

● 拇指外翻应力试验（Thumb Valgus Stress Test）

患者：前臂中立位，手处于休息位。

检查者：①一只手持住患者第一掌骨，另一只手捏住拇指近端指骨。

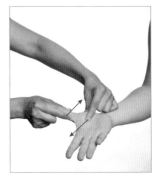

② 将患者拇指掌指关节屈曲 30°，同时对掌指关节施加外翻应力。

③ 将患者拇指掌指关节屈曲 0° 时，重复以上测试。

阳性结果：拇指掌指关节尺侧疼痛或者松弛。

结果解释：拇指尺侧副韧带（UCL）撕裂（滑雪者拇指 = 急性，猎人拇指 = 慢性）。当拇收肌腱膜嵌于回缩的尺侧副韧带下面时，就会发生斯特纳病变。

Ⅰ级	疼痛，不伴有松弛	拇指尺侧副韧带肿胀
Ⅱ级	疼痛，与对侧相比，<20° 间隙	拇指尺侧副韧带部分撕裂
Ⅲ级	疼痛，与对侧相比，>20° 间隙，或者>35° 间隙	拇指尺侧副韧带完全撕裂，可能存在斯特纳病变

● 手舟骨漂浮试验［Watson's Test（Scaphoid Shift Test）］

患者：前臂轻度旋前，手处于休息位。

检查者：①与患者面对面相坐，一手抓住患者的腕关节，拇指放在手舟骨的掌侧，其余手指包裹住桡骨远端背侧。

②用另一只手抓住患者掌骨。

③从腕关节尺侧偏向轻度伸展开始。

④活动腕关节至桡侧偏向屈曲位，同时持续对手舟骨施加压力。

阳性结果：月骨在屈曲桡侧偏向的腕关节上发生相对过伸位移时出现弹响和（或）疼痛。

结果解释：舟月韧带撕裂或不稳定。

敏感度 =69%；特异性 =64%[26]。

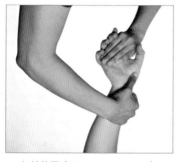

初始位置（Starting position）

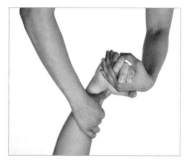

最终位置（Final position）

● 手舟骨与月骨撞击试验（scapholunate ballottement test）

患者：手处于旋前休息位。

检查者：①与患者面对面相坐，检查者用一只手拇指放在手舟骨背侧，食指放在掌侧，这样抓住手舟骨；用另一只手拇指及食指以相同的方式抓住月骨。

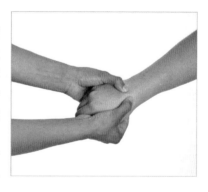

②固定住月骨，先是向背侧移动手舟骨，然后向掌侧移动手舟骨。

阳性结果：在手舟骨及月骨之间的腕关节背侧出现疼痛、捻发音以及过度松弛。

结果解释：舟月韧带撕裂或不稳定，或者骨关节炎。

◉ 月三角骨撞击试验（Lunotriquetral Ballottement Test（Raegan's Test）

患者：手处于旋前休息位。

检查者：①与患者面对面相坐，检查者用一只手拇指放在月骨背侧，食指放在掌侧，这样抓住月骨；用另一只手拇指及食指以相同的方式抓住三角骨及豌豆骨。

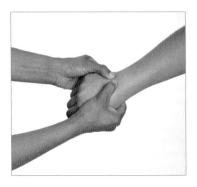

②分别向背侧及掌侧移动三角骨及豌豆骨。

阳性结果：在月骨及三角骨之间的腕关节背侧出现疼痛、捻发音以及过度松弛。

结果解释：月骨三角骨不稳定或者骨关节炎。

敏感度 =64%；特异性 =44%[26]。

◉ 远桡尺关节撞击试验 [Distal Radioulnar Joint（DRUJ）Ballottement Test]

患者：前臂旋前，手处于休息位。

检查者：①与患者面对面相坐，检查者将一手拇指放在背侧、食指放在掌侧，抓住桡骨远端；另一手拇指及食指以相同的方式抓住尺骨远端。

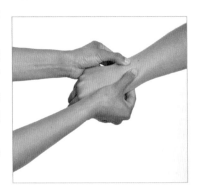

②固定住桡骨，分别向背侧及掌侧移动尺骨。

阳性结果： 尺骨移位的同时伴有疼痛或者恐惧感。

结果解释： 远桡尺关节不稳定。

注意： 伴有"钢琴键"征阳性，即前臂完全旋前时尺骨向背侧突出，压迫尺骨头时，尺骨会弹回原来的位置。

○ Foveal征（Foveal Sign）

患者： 屈曲肘关节，并保持腕关节中立位。

检查者： 将拇指按于患者尺骨茎突及尺侧腕屈肌腱之间。

阳性结果： 腕关节尺侧疼痛。

结果解释： 三角纤维软骨复合体（TFCC）撕裂。

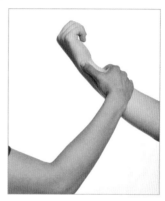

○ 尺腕应力试验（Ulnocarpal Stress Test）

患者： 前臂旋前位。

检查者： ①与患者面对面相坐，一只手抓住患者的手，另外一只手握住并稳定住患者前臂远端。

② 施加轴向应力，并被动旋前及旋后前臂，同时保持腕关节最大尺侧偏向。

阳性结果： 腕关节尺侧疼痛或者咔嗒声。

结果解释： 三角纤维软骨复合体（TFCC）撕裂。

● 掌指关节背侧四指技术［MCP Dorsal Four Finger Technique（DFFT）］

患者：前臂旋前，腕关节中立位，手处于休息位。

检查者：①用主力手的第3～5指支撑患者所要检查的手指，并使其最大伸展或者伸展45°。

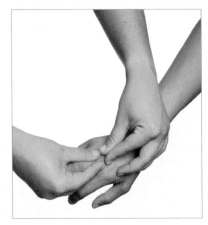

② 双手的拇指及食指分别放置于掌指关节背侧的近端及远端。

③ 手指末端相互接触并形成钻石样的形状，进行冲击触诊。

阳性结果：可冲击触诊关节。

结果解释：掌指关节积液或者滑囊炎。

注意：背侧两指技术敏感度相对较低，但是可以在手指伸展45°时，将双手拇指分别置于掌指关节背侧的桡侧及尺侧，为了能够在冲击触诊时同时触诊掌指关节的两侧。

● 指间韧带外翻应力试验［Interphalangeal（IP）Ligament Valgus Stress Test］

患者：前臂中立手休息位。

检查者：①用一只手的拇指及食指固定住患者指骨近端，同时拇指置于近指间关节（PIP）桡侧，另外一只手固定住指骨远端。

② 在近指间关节（PIP）屈曲30°时，施加外翻应力。

③ 在近指间关节（PIP）完全伸展时，重复以上检查。

④ 对远指间关节（DIP）重复以上操作。

阳性结果：在近指间关节（PIP）及远指间关节（DIP）出现疼痛和（或）不稳定。

结果解释：近指间关节（PIP）及远指间关节（DIP）的尺侧副韧带（UCL）撕裂。

注意：尺侧副韧带在指间关节伸展或屈曲的任何角度都保持紧张，因此可以在任何角度施加应力，但是往往该试验在指间关节屈曲时进行，以排除伸展时的假阴性。

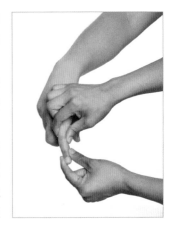

● 指间韧带内翻应力试验 [Interphalangeal（IP）Ligament Varus Stress Test]

患者：前臂中立手休息位。

检查者：①用一只手的拇指及食指固定住患者指骨近端，同时拇指置于近指间关节（PIP）尺侧，另一只手固定住指骨远端。

② 在近指间关节（PIP）屈曲 30°时，施加内翻应力。

③ 在近指间关节（PIP）完全伸展时，重复以上试验。

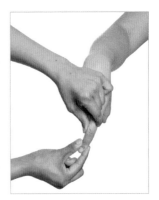

④ 对远指间关节（DIP）重复以上操作。

阳性结果：在近指间关节（PIP）及远指间关节（DIP）出现疼痛和（或）不稳定。

结果解释：近指间关节（PIP）及远指间关节（DIP）的桡侧副

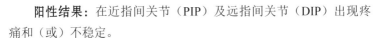

韧带（RCL）撕裂。

　　注意： 由于近指间关节（PIP）在关节远端的杠杆力臂更长，因此更易损伤。

腰骶椎检查（Lumbosacral Spine Exam）

　　背部的病变会引起严重后果，包括疼痛、姿势和步态异常，导致上方动力链疼痛至颈部、肩部、肘部以及手部，或者下方动力链疼痛至髋部、膝部及踝部。考虑背部病变时，医护人员可依部位（颈椎、胸椎、腰椎、骶椎）一一着手检查，试着找出功能障碍的根源（肌肉原因、骨骼原因、神经原因、椎间盘原因、关节原因等）。定位出引起疼痛的根源对制订合适的治疗计划是很重要的。很多骶髂关节（SI）功能障碍的激发测试很难单独解释，因为也可能是由于腰椎间盘病变而诱发疼痛。研究表明当 4 个骶髂关节（SI）功能障碍的激发测试中 2 ～ 3 个阳性，其敏感性及特异性均会升高（分别是 94%、78%）。医护人员必须记住，任何脊柱节段的病变都可能会引起该节段上方或下方的功能障碍。

　　视诊：首先观察患者站立时的背部，检查是否有不对称的部位和骨盆倾斜现象。观察脊柱曲线，检查有无脊柱侧弯、脊柱过度前凸或后凸（请见第 5 章）。请患者维持双膝完全伸直，然后再缓慢地弯曲，并且碰触足趾，同时观察患者在弯曲时与回到自然姿势时，其脊柱和骨盆的活动情况；这些动作应该很平顺，若有任何受限节段，可能表示其为发生局部病变的部位。注意胸椎、腰椎、骶椎和骨盆之间的活动度，因为剧烈或不匀称的动作可能表示该处病变。同样应注意任何先前手术或创伤所留下的瘢痕，这也许是引起疼痛或活动度受限的原因；注意两侧肌肉和软组织之间的对称性，包括患者可能以代偿方式（例如身体倾向一侧、站立时躯干旋转）；评估患者站立姿势，判定患者是否倾斜、变换姿势或旋转躯干；注意两侧髂嵴高度的对称性、骨盆倾斜，以及脊柱前凸或侧弯的程度（请详阅第5章）。通过评估双侧髂嵴、大转子、腘窝及内踝的对称性，判断站立位时双侧下肢长度差异。同时应注意下肢及臀部肌肉的对称性，检查是否出现肌肉萎缩，这些都可能是了解患者病情的重要线索。

触诊：触诊患者的骨性标记有助检查者"看穿"皮肤。触诊棘突可让检查者更清楚地检查到轻微的脊柱侧弯。触诊髂嵴有助于呈现出在视诊时未查见到的骨盆倾斜。检查者将示指放在髂前上棘（ASIS），拇指放在相应侧的髂后上棘，就可以确定每一侧的骨盆倾斜程度。触诊也有助于定位疼痛结构，如存在扳机点，则疼痛位于肌肉内。

下背部的活动度（Range of Motion of Low Back）

活动度检查应包括主动活动度检查和被动活动度检查两种。检查者应减少感兴趣区域近端及远端脊柱节段的活动范围。

胸椎-腰椎-骶椎屈曲（T-L-S Spine Flexion）

患者： 直立，双膝伸直；最大限度地弯曲髋关节和腰骶部（L-S）。

检查者： 观察在弯曲过程中及恢复直立过程中，胸椎-腰椎-骨盆的活动节奏。如果引起患者疼痛，注意疼痛性质、部位和程度。

正常范围： 0 ～ 110°，或患者可以触摸到足趾。

注意： 尤其要注意以腰骶部屈曲角度来确定局部活动。总的说来，屈曲前60°发生在腰椎，进一步活动则发生在髋关节。

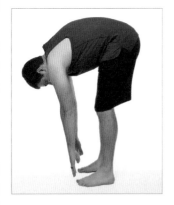

胸椎-腰椎-骶椎伸展和旋转（T-L-S Spine Extension and Rotation）

患者： 直立，在检查者的协助下将双膝挺直，接着将腰椎/骶椎伸展。

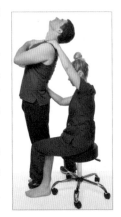

检查者： ①坐在椅子上，一侧膝部置于患者膝部前方，以免患者将膝部屈曲；一只手置于患者肩部前方，引导患者做伸展动作；另一只手轻微对患者的骶骨施加向前的力量，以得到最大的活动度。

② 若将上方的手置于患者对侧肩部，并且向右和向左旋转，这样就可以加上斜向旋转的检查。如果引起患者疼痛，注意疼痛性质、部位和程度。

正常范围： 腰椎伸展 0 ~ 30°，旋转 0 ~ 20°。

注意： 检查者可以将手放在每一个腰椎节段，来检查每一个节段的活动。

胸椎-腰椎-骶椎侧向弯曲（T-L-S Spine Lateral Bending）

患者： 坐位，膝部向后顶到检查台边缘，以减少骨盆移动；双臂交叉置于胸前。

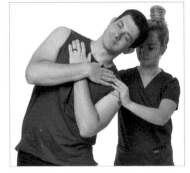

检查者： 站在患者后面，一只手置于患者肩上，另一只手置于其对侧髂嵴上予以固定，并协助患者做出躯干向右和向左的侧向弯曲动作。

正常范围： 两侧侧向弯曲各约 30°。

肖伯试验（Schober Test）

患者： 患者站立位，双膝固定保持伸展状态。在髋关节及腰骶（L-S）椎处最大程度地向前屈曲躯干。

检查者： 标记骶 1 棘突及近端 10cm 的位置，在患者前屈时，测量这两个标记之间的距离。

正常范围： 患者屈曲时，这个距离应该增加 4 ～ 5cm（总距离至少是 14 ～ 15cm）。如果距离小于这个数值，说明腰椎活动度减少（骨关节炎、强直性脊柱炎等。）

注意： 改良肖伯试验是在骶 1（S_1）（双侧腰窝连线与正中线的十字交叉点）上方 10cm 及下方 5cm 分别标记。当前屈时，标记点之间的距离至少增加 5cm（总距离至少 20cm）。改良肖伯试验：敏感性 =25%；特异性 =95%[33]。

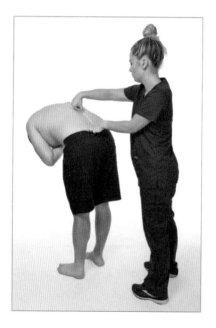

下腰部及髋关节触诊（Palpation of the Low Back and Hip）

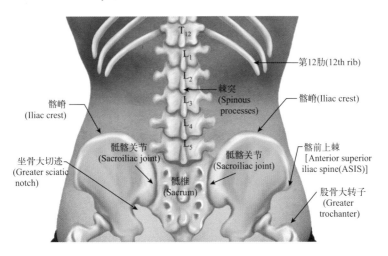

T₁₂ → T_{12}

- 第12肋(12th rib)
- L_1
- L_2
- L_3
- L_4
- L_5
- 棘突 (Spinous processes)
- 髂嵴 (Iliac crest)
- 髂嵴 (Iliac crest)
- 骶髂关节 (Sacroiliac joint)
- 骶髂关节 (Sacroiliac joint)
- 坐骨大切迹 (Greater sciatic notch)
- 骶椎 (Sacrum)
- 髂前上棘 [Anterior superior iliac spine(ASIS)]
- 股骨大转子 (Greater trochanter)

背部主要肌群定位及肌纤维方向（Orientation of Major Muscle Groups of the Back With Direction of Muscle Fibers）

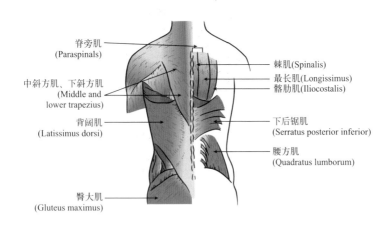

- 脊旁肌 (Paraspinals)
- 中斜方肌、下斜方肌 (Middle and lower trapezius)
- 背阔肌 (Latissimus dorsi)
- 臀大肌 (Gluteus maximus)
- 棘肌(Spinalis)
- 最长肌(Longissimus)
- 髂肋肌(Iliocostalis)
- 下后锯肌 (Serratus posterior inferior)
- 腰方肌 (Quadratus lumborum)

腰椎棘突检查（Lumbar Spinous Process Exam）

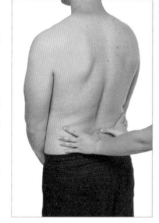

患者： 直立。

检查者： 观察腰椎，触诊两侧髂嵴的上方部分。

结果解释： 触诊两侧髂嵴上方连线的中点，通常相当于第4腰椎（L_4）- 第5腰椎（L_5）棘突间隙，或L_4棘突。

注意： 其他腰椎节段可通过向上或向下计数棘突确定。该检查也可以在俯卧位进行。

● 腰椎小关节碾磨检查（Lumbar Facet Grind Test）

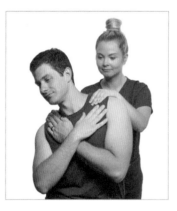

患者： 直立，双臂交叉置于胸前。

检查者： 站在患者后面，双手置于患者肩上。对脊柱施加向下的轴向力量，将患者腰椎伸展30°，向左及向右侧方旋转。

阳性结果： 在最大伸展和旋转时，会引起腰椎的轴性疼痛。

结果解释： 与旋转方向同侧的腰椎小关节疾病。

敏感性 =23% ～ 100%；特异性 =11% ～ 67% [34～36]。

Fortin手指测试（Fortin Finger Test）

患者：用一个手指指向疼痛区域。

检查者：观察患者。

阳性结果：至少 2 次试验疼痛区域定位于髂后上棘（PSIS）周围 1cm 以内。

结果解释：骶髂关节（SI）功能障碍。

敏感性 =100%，特异性 =100%。

注意：触诊髂后上棘（PSIS）有压痛时，敏感性为 90%，特异性为 15%[38]。

● Gillet（Stork）试验 [Gillet（Stork）Test]

患者：站立，先用一只脚站立，屈曲对侧髋关节及膝关节。然后换一侧，重复以上动作。

检查者：用双手拇指固定住患者髂后上棘（PSIS）。

阳性结果：髋关节屈曲侧的髂后上棘（PSIS）不能向后下移动，甚至可以看到髂后上棘（PSIS）向上移动。

结果解释：骶髂关节（SI）功能障碍。

敏感性 =8% ～ 43%；特异性 =68% ～ 93%，检查者之间的可靠性低[38, 39]。

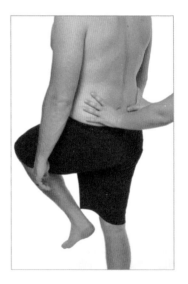

骶髂关节激发测试（Sacroiliac Provocative Maneuvers）

● FABER（E）/Patrick试验［FABER（E）/Patrick's Test］

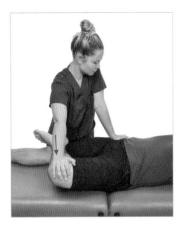

患者： 患者仰卧，一侧足跟放置于对侧膝关节上（这样下肢就形成一个"4"字）。髋关节处于屈曲、外展、外旋位。

检查者： 一手在患者膝关节内侧施加向下的力使其髋关节伸展，同时另一手在其髂前上棘固定对侧骨盆。

阳性结果： 在对侧的骶髂关节（SI）诱发疼痛（Patrick 试验阳性）或者同侧腹股沟区域诱发疼痛（FABER 试验阳性）。

结果解释： 当疼痛位于骶髂关节（SI）时，表示骶髂关节（SI）功能障碍；当疼痛位于腹股沟区域时，表示髋关节内病变。

注意： FABER（E）是一个缩略语，代表着屈曲（F）、外展（AB）及外旋（ER），有时后面会标注 E，表示由检查者施加的伸展（E）。Patrick 试验是为了检查骶髂关节（SI）疼痛；而 FABER 试验是为了检查髋关节疼痛。虽然 FABER 试验及 Patrick 试验是用相同的方式进行，但疼痛的位置决定了是 FABER 试验阳性还是 Patrick 试验阳性。如果没有任何疼痛则表示阴性结果。

骶髂关节（SI）：敏感性=57%～77%；特异性=16%～100%[40～42]。

髋关节（股骨髋臼关节）：敏感性=57%～82%；特异性=25%～71%[43, 44]。

🔵 骶骨压迫试验（Sacral Compression Test）

患者： 侧卧位。

检查者： ①站于患者后方，将双手置于髂嵴前外侧，保持肘关节伸直并通过骨盆施加向下（内）的力量。

②在另外一侧做相同的测试。

阳性结果： 在骶髂关节（SI）或臀部诱发疼痛。

结果解释： 骶髂关节（SI）（关节前部）功能障碍。

注意： 相同的测试可以在患者俯卧位时进行，用掌根部对患者骶骨施加直接的压力，髂后上棘（PSIS）出现疼痛则表示"阳性"。

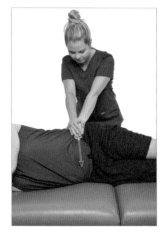

敏感性 =7%～19%；特异性 =90%[42～45]。

🔵 骶髂牵引/分离/骨盆压迫试验（Sacroiliac Distraction/Gapping/Pelvic Compression Test）

患者： 仰卧位。

检查者： 将双侧掌根部分别放于两侧髂前上棘（ASIS），同时施加向下向外的力量。

阳性结果： 在骶髂关节（SI）及臀部出现疼痛

结果解释： 骶髂关节（SI）（关节后部）功能障碍。

敏感性 =60%～90%；特异性 =81%[32, 45]。

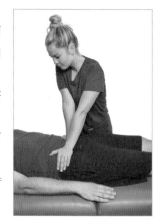

◎ 后剪切/P4试验（Posterior Shear/P4 Test）

患者：仰卧位，髋关节屈曲90°，同时膝关节保持屈曲。

检查者：将一手置于患者骶骨下方并固定骶骨，另外一只手沿着股骨施加轴向力量（将髂骨向后推）。施行该试验时也可以在骶骨下方放个靠垫。

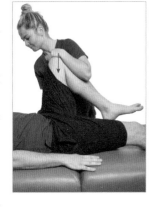

阳性结果：骶髂关节（SI）或者臀部出现疼痛。

结果解释：骶髂关节（SI）功能障碍。

注意：P4是一个缩略语，代表着Posterior(后方)、Pelvic(骨盆)、Pain(疼痛)、Provocation（激发）。这个试验也可被称为大腿推压试验。

敏感性=42% ～ 80%；特异性=45% ～ 100%[38, 41, 46]。

◎ Yeoman试验（Yeoman's Test）

患者：俯卧于检查台上，检查侧膝关节略微弯曲。

检查者：①站在患者一侧，一只手握住患者一侧大腿远端前方，另一只手固定住患者另一侧髂嵴。

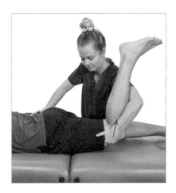

② 用力将大腿向上拉，使髋关节伸展。

阳性结果：骶髂关节（SI）疼痛。

结果解释：骶髂关节（SI）功能障碍。

注意：检查者的手也可不放在患者髂嵴上，而置于骶椎和腰椎上，使施加的力量分别传到骶髂关节和关节突关节。

● Gaenslen试验（Gaenslen's Test）

患者： 仰卧于检查台边缘，双上肢辅助使健侧髋关节和膝关节完全屈曲靠近躯干。患侧臀部一部分离开检查台台面，使骶髂关节位于检查台边缘。

检查者： 轻轻将患者患侧膝部向下压，使其离开检查台边缘；检查者可能需要同时用力压迫患者对侧膝部，使其更为弯曲，并固定住骨盆。

阳性结果： 骶髂关节（SI）区域疼痛。

结果解释： 骶髂关节（SI）功能障碍或关节突关节功能障碍。

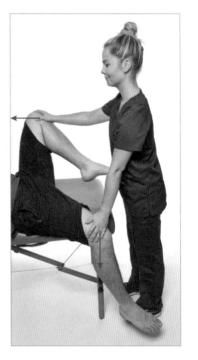

敏感性 =21%～68%；特异性 =35%～77%[32, 38, 45]。

结合骶髂关节激发检查来增加敏感性及特异性

一项系统回顾[47]显示没有一项单独的试验是特异性的，在六项常用的试验中，联合三项或更多的阳性结果，会使骶髂关节功能障碍的诊断敏感性增加到 85%～91%，特异性增加到 79%。这 6 项常用的激发试验包括骶髂牵引试验、骶骨压迫试验、骶骨推压试验、后剪切 /P4 试验，FABER（E）/Patrick 试验和 Gaenslen 试验。

腰椎激发试验（Lumbar Spine Provocative Maneuver）

● 直腿抬高试验（Straight Leg Raise Test）

患者：仰卧于检查台上。

检查者：将患者的一条腿缓慢举高到 70°，另一条腿和骨盆仍然平放于检查台上。

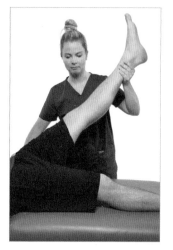

阳性结果：当腿举到 30°～60° 时，会再度引起疼痛和麻木感，并放射到小腿。出现下背部／臀部／髋部疼痛，但不向下放射时，则不列为阳性检查结果，但仍然要记录。

结果解释：疼痛侧的坐骨神经或腰 5（L_5）或骶 1（S_1）神经根受到刺激。

注意：①当腿举高角度小于 30° 时，神经牵张尚未达到足以刺激神经的程度（在 30° 以下时，髋部可以被抬起，而神经仍可维持松弛）。

② 在引发症状的角度下，检查者可以屈曲膝关节 10°～20° 以减轻症状。将足部背屈可能会加重症状。

③ 直腿抬高（SLR）试验加上足部背屈的检查方法称为 Braggard 试验（Braggard's Test）。

④ 在反向（交叉）直腿抬高试验［Reverse（crossed）Straight Leg Raise Test］中，评估患者的受检侧症状放射至对侧腿部的情况（比 SLR 试验敏感性差，但特异性更高）。

SLR 试验：敏感性 =67%～96%；特异性 =11%～26%[51～54]。

RSLR 试验：敏感性 =29%；特异性 =88%[51]。

● 坐位直腿抬高试验（Seated Straight Leg Raise Test）

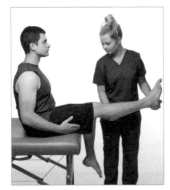

患者：坐在检查床上，膝关节屈曲90°，小腿自然下垂。

检查者：慢慢伸直患者膝关节，直到诱发症状或完全伸直膝关节。

阳性结果：诱发下肢放射性疼痛或者麻木。

结果解释：腰骶神经根病变或者坐骨神经受到刺激。

注意：这个测试经常被用于Waddell牵张试验。

相比于仰卧位直腿抬高（SLR）试验67%的敏感性，坐位直腿抬高试验的敏感性是41%。

● 松垮试验（Slump Test）

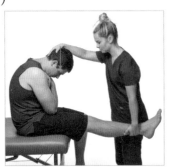

患者：坐在检查台边缘，保持骨盆直立，躯干松垮屈曲，双腿下垂于检查床边缘。

检查者：①轻轻将一手置于患者后头颈部，引导其颈部和躯干呈完全屈曲，继续施加恒定的轻巧力量，令患者保持该姿势。

② 另一手握住患者的踝部，使髋关节被动屈曲至90°并使膝关节完全伸直。

③ 将患者的踝部背屈。

阳性结果：引起下背部和（或）下肢疼痛。当颈部和躯干不再屈曲时，疼痛应可解除。

结果解释：腰椎神经根病变或坐骨神经受刺激。

敏感性 =83%；特异性 =55%[55]。

● 股神经牵张试验（Femoral Nerve Stretch Test）

患者： 俯卧在检查台上，膝关节屈曲。

检查者： 被动伸展患者髋部，同时维持膝关节屈曲姿势。

阳性结果： 大腿前方和（或）背部出现疼痛或麻木；髋部疼痛并非阳性检查结果。

结果解释： 股神经受到刺激和（或）腰椎神经根病变。

注意： 本检查原先的方式未包括髋部伸展部分，而是检查者用一手掌

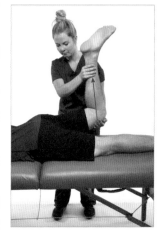

置于患者的腘窝。然而则以本方式应用更广泛。这个试验与检查骶髂关节（SI）功能障碍的 Yeoman 试验相同，但所引起的症状不同。

敏感性 =50% ～ 70%；特异性 =88% ～ 100%[56]。

下肢不等长检查（Leg Length Discrepancy）

患者： 仰卧在检查台上。屈曲膝关节，使足跟靠近臀部。同时足底要紧贴检查台。患者做臀桥动作，将骨盆 / 臀部抬离检查台面，然后再放回检查台上。

检查者： ①将拇指放在患者内踝，抓住患者踝关节，被动伸直患者下肢到检查台上。

②使用量尺测量髂前上棘（ASIS）至同侧内踝的距离。

阳性结果： 与对侧下肢比较，长

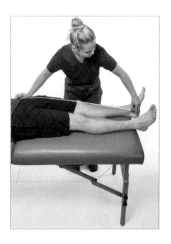

度相差大于 5mm。

结果解释：下肢不等长。

注意：测量下肢长度也可从股骨大转子测量到同侧外踝或内踝，或者从肚脐到同侧内踝的距离。

● 股骨前倾检查（Femoral Anteversion Test）

患者：俯卧位，膝关节屈曲 90°，髋关节位于中立旋转位。

检查者：①将手置于患者大腿外侧股骨大转子上。

② 检查者内旋患者髋关节，并屈曲膝关节，直到股骨大转子与检查台面平行，然后测量此时该角度与 90°（垂直）的相差值；所得结果为股骨颈轴向与膝部轴向的相差角度。

正常范围：对于成年人，前倾角度存在差异，男性的平均值为 8°，女性为 14°（会随着年龄增长而减小，直至骨骼成熟）。

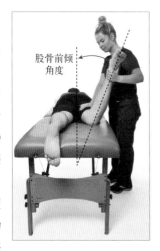

股骨前倾角度

Waddell征（Waddell Signs）

由五项体征组成的一组体征提示非器质性或心理性下腰痛。出现 3 个或 3 个以上体征即可认为具有临床意义。Waddell 征不应该用来排除疼痛的器质性原因。一些体征，如显著肌力减弱也可见于器质性病变。

压痛：轻微触碰即会引起浅表痛觉过敏、广泛压痛或者后背非解剖性压痛。

诱发检查：检查者通过患者颅骨施加轴向压力而出现下腰痛

（应排除颈部疼痛）；或者检查者把持住患者肩部及腰骶椎，使患者肩部及骨盆在同一平面被动旋转而引起疼痛（应排除腿痛）。

分散注意力检查：当患者分散注意力，没有意识到正在检查时，再次进行阳性检查。通常，坐位或仰卧位直腿抬高试验是有用的分散注意力检查。

区域性不适：广泛性的肌力减弱或感觉异常，而非按照肌节或皮节（dermatomal）分布。肌肉无力也可表现为打软腿而非真的神经性无力。

过度反应：与检查不成比例的患者主观反应。

Hoover试验（Hoover's test）

患者：仰卧在检查台上。

检查者：①双手呈杯状捧住患者双侧足跟。

② 令患者抬起一条腿。

阳性结果：如果患者并未伸展对侧腿，并对检查者对侧手部施加压力，表示患者可能并未尽力抬腿。

结果解释：患者配合检查的依从性差。

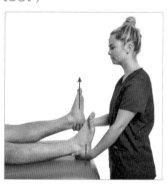

髋关节检查（Hip Exam）

髋关节的疼痛及损伤会引起步态改变并影响腰椎或膝关节。由于周围结构复杂，确定髋关节疼痛的原因往往很困难。详细而深入地询问病史及体格检查对于确定诊断很重要。

视诊：首先从患者站立位开始，观察髋关节、膝关节及踝关节/足的对线情况。踝关节旋转可能意味着髋臼后倾或前倾，或者是髋关节内病变。尤其是踝关节外旋可能是由于髋关节炎，限制了髋关节内旋所致。不对称的髂嵴可能提示下肢不等长或脊柱侧弯。站立时，需要观察挛缩情况，包括髋关节屈曲。评估步态，密切关注髋关节位置、骨盆活动 / 鸭步、躯干过度伸展 / 屈曲或者躯干倾斜，或者因无力导致的抬骨盆或环形步态。疼痛步态常见于髋关节内病变。也要在患者仰卧位检查。

触诊：触诊前方、后方、内侧及外侧的所有结构，包括髂前上棘（ASIS）、髂前下棘（AIIS）、髂嵴和大转子（见触诊下腰部及髋关节的图片）。尤其要注意两侧肌肉组织的压痛或异常。大转子部位的压痛可能提示大转子综合征 / 臀肌肌腱病变。

髋关节活动度（Range of Motion of the Hip）

● 髋关节内旋（Hip Internal Rotation）

患者： 仰卧在检查台上，臀部和髋部平放。

检查者： 使患者髋关节屈曲 90°、膝关节屈曲 90°，将足部向外侧摆动，使髋关节内旋。

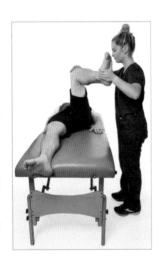

正常范围： 0 ～ 40°（女性由于股骨前倾角大，其活动度会明显增加）。

注意： ① 髋部发生退行性疾病时，内旋活动度受限通常比外旋活动度受限早发生。

② 应限制对侧髋部 / 骨盆的任何动作。

③ 也可以在俯卧位进行检查。

● 髋关节外旋（Hip External Rotation）

患者： 仰卧在检查台上，臀部和髋部平放。

检查者： 抓住患者的下肢，使患者髋关节屈曲90°、膝关节屈曲90°，将足部向内侧摆动，使髋关节外旋。

正常范围： 0～60°（女性由于股骨前倾角大，其活动度会明显减小）。

注意： ①应限制对侧髋部/骨盆的任何动作。

② 也可以在俯卧位进行检查。

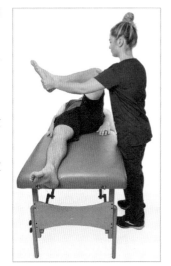

髋关节屈曲（Hip Flexion）

患者： 仰卧在检查台上。

检查者： 将患者膝关节屈曲并尽量压向其胸部，以被动屈曲髋关节。

正常范围： 0～125°。

注意： ①如果膝关节伸展时髋关节屈曲受限，但膝关节弯曲时即改善，表示可能为腘绳肌腱紧张。

② 应避免引起患者疼痛和（或）施加过度向后的力量，以免使现有的病情恶化。

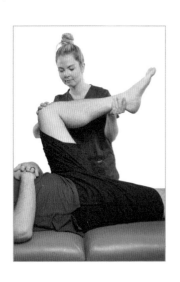

髋关节伸展（Hip Extension）

患者：侧卧在检查台上。

检查者：一只手置于患者的大腿/膝部前方，另一只手握住患者小腿远端靠近踝关节的地方，使髋关节被动伸展。

正常范围：0 ～ 30°。

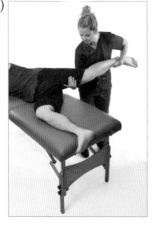

● 提踵试验（Ely's Test）

患者：俯卧于检查台上。

检查者：将患者膝关节屈曲，并将患者足跟推向其臀部，检查者可以将女性的足跟放置在距离臀部 10 ～ 15cm 的地方，而男性的距离是 15 ～ 20cm。

阳性结果：膝关节屈曲时同侧髋关节屈曲。

结果解释：股直肌紧张或挛缩。

注意：阳性结果时，在髋关节屈曲的同时，臀部会抬起。股直肌紧张会引起髋关节固有外展。检查者可通过维持下肢中立位或内收位而避免髋关节的这种活动。

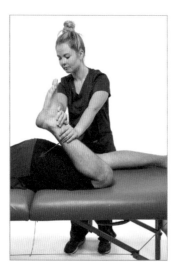

● 奥伯试验（Ober's Test）

患者： 侧卧，下方大腿的髋关节及膝关节呈最大屈曲位，紧靠胸部。上方大腿的髋关节取中立位，膝关节屈曲90°。

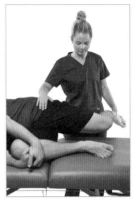

检查者： ①站于患者背后，握住患者的踝部上方做被动外展，并伸展其髋关节，使大腿与躯干呈一直线。

② 在保持患者姿势稳定时，令其髋关节做被动内收，使膝关节下垂，大腿沿着身体中线方向平行移动。

阳性结果： 大腿在沿着身体中线方向平行移动时，并不会垂下（髋关节不能被动地内收到中线位置）。

结果解释： 阔筋膜张肌或髂胫束紧张。

● Noble压迫检查（Noble's Compression Test）

患者： 侧卧，患侧朝上，检查者支撑住受检侧的下肢，保持髋关节中立位，膝关节屈曲90°。

检查者： ①将一手拇指置于患者髂胫束位于胫骨外侧髁的部位，做膝关节被动屈曲和伸展动作。

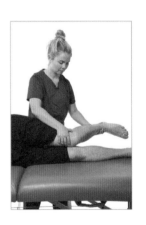

② 指导患者做主动膝关节屈曲和伸展动作。

阳性结果： 当膝关节屈曲达30°时，出现疼痛。

结果解释： 位于股骨外侧髁处的远端髂胫束综合征。

⊙ Thomas试验（Thomas's Test）

患者：仰卧在检查台上，双侧髋关节及膝关节最大程度屈曲。然后抱住对侧下肢使其尽量靠近胸部，使被测下肢处于放松伸展位。

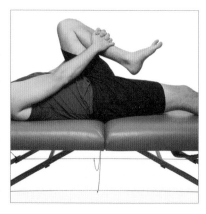

检查者：观察髋关节。

阳性结果：患者不能维持髋关节中立位，而是维持在某种屈曲的角度下，或合并出现腰骶椎前凸。

结果解释：髂腰肌紧张、髂股韧带紧张，或其他的髋关节屈曲挛缩情况。

⊙ Log Roll试验（被动仰卧旋转试验）[Log Roll Test（Passive Supine Rotation Test）]

患者：仰卧位，双下肢完全伸展于检查台上，髋关节保持中立位。

检查者：被动内旋及外旋髋关节。

阳性结果：腹股沟区疼痛或活动受限。

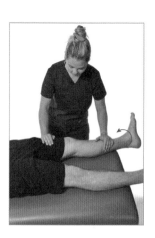

结果解释：髋关节内功能障碍（骨关节炎、股骨髋臼撞击症、发育不良或者盂唇损伤）。

敏感性 =30%[57]。

● 直腿抬高对抗试验（Stinchfield试验）[Resisted Straight Leg Raise Test（Stinchfield Test）]

患者：仰卧位，通过屈曲髋关节 20°～30°抬高下肢，同时保持膝关节伸直。

检查者：通过施加向下的力量来对抗髋关节屈曲。

阳性结果：在腹股沟区诱发疼痛。

结果解释：髋关节内功能障碍（骨关节炎、股骨髋臼撞击症、发育不良或者盂唇损伤）。髋关节屈肌或外展肌异常也会引起疼痛。

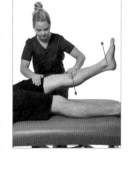

敏感性 =59%；特异性 =32%[43]。

● FADIR试验（FADIR）

患者：仰卧位，髋关节屈曲 90°，同时膝关节屈曲。

检查者：①一手握住患者脚后跟，另一手支撑其膝关节外侧。

② 被动活动患者髋关节，使其处于屈曲、外展及内旋位。

阳性结果：在腹股沟区诱发疼痛。

结果解释：髋关节内功能障碍（骨关节炎、股骨髋臼撞击症、发育不良或者盂唇撕裂）。如果出现咔嗒声，则更表明是盂唇撕裂。

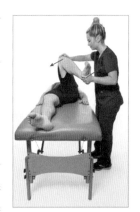

注意：FADIR 是 Flexion（屈曲）、Adduction（内收）、Internal Rotation（内旋）的首字母缩略语。

敏感性 =59%～ 100%；特异性 =18%～ 100%[58～60]。

◉ 冲刷试验/髋关节研磨试验（Scour/Hip Grind Test）

患者：仰卧位。

检查者：①最大范围屈曲、外展患者髋关节。

②沿着股骨干的方向，对髋关节施加向后压迫的力，同时使股骨做圆弧运动。

阳性结果：腹股沟区疼痛、捻发音、咔嗒声或者恐惧感。

结果解释：髋关节内功能障碍（骨关节炎、股骨髋臼撞击症、发育不良或者盂唇撕裂）。

敏感性 =50% ～ 62%；特异性 =29% ～ 75%[43，44]。

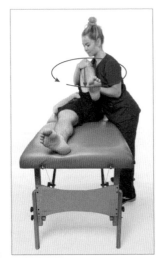

◉ 后弹响试验（Posterior Clunk）

患者：仰卧位。

检查者：屈曲患者髋关节 90°，并外展，同时在膝关节上通过股骨施加向后的轴向力量。

阳性结果：髋关节疼痛、弹响或后方不稳定。

结果解释：后唇撕裂与髋关节不稳定。

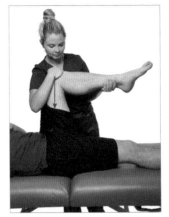

● 外源性弹响髋试验（髂腰肌）[External Snapping Hip Maneuver（Iliopsoas）]

患者： 仰卧位，髋关节屈曲 90°，同时膝关节屈曲。

检查者： ①一手握住患者脚后跟，另一手支撑其膝关节外侧。

② 被动活动患者髋关节，从屈曲、内收、外旋位（FABER）到伸展、外展、内旋位。

阳性结果： 在髋关节前方（髂耻隆起）的髂腰肌腱可触摸到和（或）听得到弹响，尤其是在髋关节屈曲 30°～45°之间。

结果解释： 来源于髂腰肌的外源性弹响髋综合征。

注意： 也可以在侧卧位进行该试验。在髋关节侧方可摸到的弹响，表示外源性弹响来源于大转子上的髂胫束近端或者臀大肌。

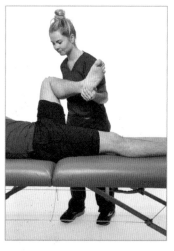 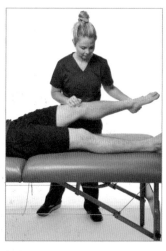

初始位置（Starting position）　　　最终位置（Final position）

◉ 阻抗式外旋/内旋试验（Resisted External/Internal Rotation）

患者： 仰卧位，髋关节屈曲 90°，同时膝关节保持屈曲。

检查者： 在患者踝关节内侧及膝关节外侧施加阻力抵抗外旋（ER）。在膝关节内侧及踝关节外侧施加阻力抵抗内旋（IR）。

阳性结果： 在臀部后方出现疼痛，伴有或不伴有腿后方的放射性疼痛取决于坐骨神经是否被压迫。

结果解释： 梨状肌综合征。

注意： 内旋（IR）牵拉梨状肌产生张力，而外旋（ER）能激活梨状肌。

阻抗外旋试验： 敏感性 =78%；特异性 =80%[61]。

被动内旋牵拉梨状肌： 敏感性 =52%；特异性 =90%[61]。

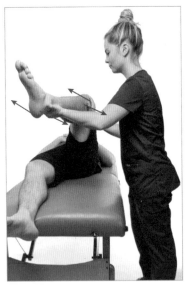

外旋（External rotation）

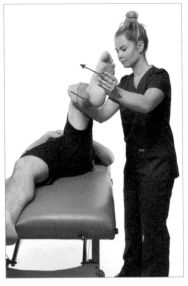

内旋（Internal rotation）

90-90试验（90-90 Test）

患者：仰卧位，髋关节及膝关节均屈曲 90°，足跟置于检查者肩上，并积极屈曲膝关节以对抗检查者肩部的阻力。

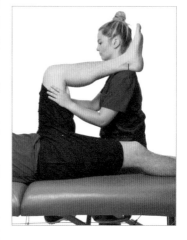

检查者：允许患者足跟置于检查者肩部。

阳性结果：坐骨结节 / 腘绳肌近端疼痛。

结果解释：腘绳肌近端肌腱病。

注意：这个检查是本书作者之一创立的。未发表的数据表明超过 85% 的该部位肌腱病变或者撕裂的患者会出现阳性疼痛，并具有很高的特异性。

阻抗仰卧坐起试验（Resisted Sit-Up）

患者：取仰卧位，髋关节及膝关节均屈曲，双足平放于检查台上，收缩腹部肌肉，进行仰卧起坐。

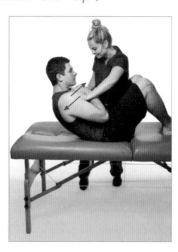

检查者：双手放于患者胸前，在患者做仰卧起坐时施加阻力。

阳性结果：在腹直肌止点或腹股沟区再度出现疼痛。

结果解释：运动员腹股沟疼痛 / 运动性疝气。

双侧内收肌试验（Bilateral Adductor Test）

患者： 仰卧位，双侧下肢抬离检查台面，并屈髋屈膝各30°。通过收缩内收肌抵抗检查者双侧外展的力量。

检查者： 站在检查台末端，双手抓住患者双侧踝关节，通过在踝关节外侧施加力量外展髋关节。

阳性结果： 再度出现耻骨/腹股沟区疼痛。

结果解释： 运动员腹股沟疼痛/运动性疝气。

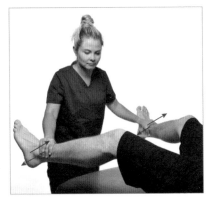

注意： 也可进行单侧内收肌试验，由检查者在膝关节内侧施加外展力量；或者行挤压试验，患者髋关节屈曲45°、膝关节屈曲90°，双足平放于检查台上，患者的双膝挤压检查者的手。这两个试验的敏感性及特异性均低于双侧内收肌试验。

双侧内收肌试验： 敏感性 =54%；特异性 =93%[62]。

单侧内收肌试验： 敏感性 =30%；特异性 =93%[62]。

Herbison背部（及髋关节）5分钟检查法［the Herbison Five-Minute Back（and Hip）Exam］

下腰痛是最常见的就医原因之一，据推测25%美国成年人在过去的三个月都有过腰背痛[63]。当评估下腰部时，需要同时评估髋关节。在前面的章节，用来评估下腰痛及髋关节疼痛的检查都是命名它们的人（例如，Thomas）最初描述的方法。接下来，这些检查的改良方式按照逻辑顺序进行描写，这样可以减少在检查过程中患者及检查者的姿势的改变，同时为忙碌的专业人员提供合理的检查。

经过练习，有经验的检查者对依从性好的患者检查时，可以在数分钟内完成下面这些检查（伴随着下肢徒手肌力测试、感觉测试及反射测试），并明确一些腰背痛最常见的原因。这些检查的特定顺序及稍做改良的检查由 Gerald J. Herbison 医师拟定。

◉ ① 胸椎侧屈（Thoracic Lateral Bending）

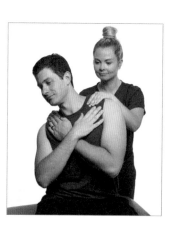

患者：笔直坐于检查台或者检查椅上，手臂交叉放在胸前，以保持稳定。

检查者：站于患者后方，两手放在患者肩膀上，对患者一侧肩膀施加向下的力量，然后放开。对另外一侧肩膀做相同的动作。

阳性结果：胸椎关节突关节局部疼痛。

结果解释：胸椎关节突关节受限。

② 腰椎关节突关节研磨试验（Lumbar Facet Grind Test）

患者：站立位，双手交叉置于胸前。

检查者：站立于患者后方，双手置于患者肩部，对脊柱施加向下的轴向压力，同时伸展腰椎约30°，并向左和向右旋转。

阳性结果：在最大伸展和旋转时，腰椎出现轴向疼痛。

结果解释：与旋转方向同侧的腰椎关节突关节疾病。

● ③ 改良Thomas 试验（Modified Thomas Test）

患者： 平卧于检查台上，臀部放于检查台边缘，使骶髂关节恰好位于检查台边缘近端，对侧髋关节、膝关节最大程度屈曲并紧靠胸部。

检查者： 观察髋关节。

阳性结果： 髋关节保持任何角度的屈曲或伴有腰骶椎前凸。

结果解释： 髂腰肌紧张、髂股韧带紧张或者其他髋关节屈曲挛缩。

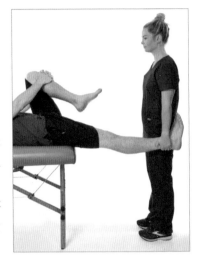

● ④ 改良Gaenslen试验（Modified Gaenslen's Test）

患者： 采取与改良 Thomas 试验相同的姿势。

检查者： 站在检查台边，轻轻将患者置于检查台上的膝部向下压，同时推患者对侧的膝部，使其更为弯曲。

阳性结果： 检查台上腿的骶髂关节区疼痛。

结果解释： 骶髂关节功能障碍。

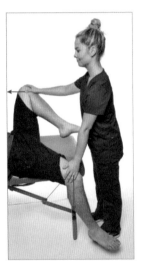

⑤ 改良提踵试验（Modified Ely's Test）

患者：采取与改良 Gaenslen
试验相同的姿势。

检查者：将患者髋关节置
于中立位，膝关节屈曲至 90°。

阳性结果：当患者膝关节
屈曲时，同侧髋关节也会屈曲。
阴性结果：患者在膝关节屈曲
时，髋关节不屈曲。

结果解释：股直肌紧张或
挛缩，以及髋关节屈曲挛缩。

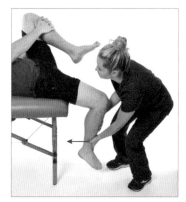

⑥ 改良股神经牵张试验（Modified Femoral Nerve Stretch Test）

患者：采取与改良提踵试验
相同的姿势。

检查者：在大腿前方施加压
力，使髋关节伸展，同时膝关节
屈曲至 90°。

阳性结果：髋部出现剧痛或
电击般疼痛，向下传导至大腿前
方和（或）腿部；髋部疼痛并非
阳性检查结果。

结果解释：股神经受到
刺激。

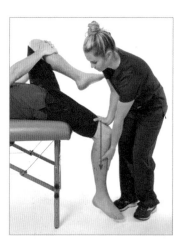

⑦ 改良奥伯试验（Modified Ober's Test）

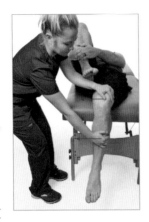

患者： 采取与改良 Gaenslen 试验相同的姿势。

检查者： 将患者髋关节置于中立位，并内收其髋关节，使其与身体中线保持平行。

阳性结果： 如果髋关节不屈曲，则大腿不能内收而平行于身体中线。

结果解释： 阔筋膜张肌或髂胫束紧张。

⑧ 改良髋部活动度检查（Modified Hip Range of Motion Test）

患者： 平躺在检查台上，保持臀部和髋关节位于检查台上。

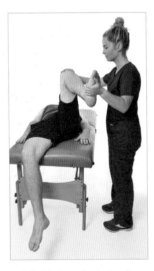

内旋（Internal rotation）

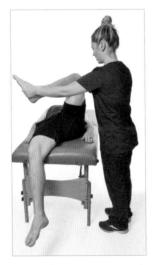

外旋（External rotation）

检查者： 使患者髋关节及膝关节屈曲 90°，通过向外（内旋髋关节）和向内（外旋髋关节）摆动足部来内旋和外旋其大腿。

阳性结果： 内旋小于 20°，外旋小于 45°，或与对侧比较，明显不对称。

结果解释： 髋关节受限、髋关节骨关节炎。

● ⑨ 改良直腿抬高试验（Modified Straight Leg Raise Test）

患者： 仰卧于检查台上，双腿悬垂于检查台边缘。

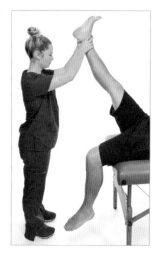

检查者： 将患者的一条腿缓慢举高到 70°，另一条腿和骨盆与检查台面保持平行。

阳性结果： 当腿部举到 30°～60°时，会再度引起疼痛和麻木感，并放射至小腿。非放射性下腰部 / 臀部 / 髋部疼痛，则不列为阳性结果。

结果解释： 疼痛侧的坐骨神经（或腰 5/ 骶 1 神经根）受到刺激。

注意： ①当腿部举高角度小于 30°时，神经牵张尚未达到足以刺激神经的程度（在 30° 以下时，髋部可以被抬起，而神经仍可维持松弛状态）。

② 在引发症状的角度下，检查者可以屈曲膝关节 10°～20° 以减轻症状。将足部背屈可能会加重症状。

③ 直腿抬高试验加上足部背屈的检查方法称为 Braggard 试验（Braggard's Test）。

④ 在反向（或交叉）直腿抬高试验中，评估患者的症状向下放射到对侧下肢的情况。

ⓘ 改良FABER（E）/Patrick试验［Modified FABER（E）/Patrick's Test］

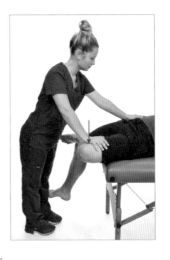

患者： 仰卧在检查台上，一侧足跟置于对侧膝部上方。在这一姿势下，接受检查的髋关节处于屈曲、外展和外旋位。

检查者： 一手固定住患者对侧骨盆，然后另一手在膝关节内侧施加向下的力量，以伸展其髋关节。

阳性结果： 引起同侧或对侧骶髂关节（Patrick 试验阳性），或同侧腹股沟／髋部疼痛［FABER（E）试验阳性］。

结果解释： 当疼痛位于骶髂关节附近时，表示骶髂关节功能障碍；当疼痛出现在腹股沟时，表示髋关节病变。

注意： FABER（E）是一个首字母缩写词，表示 Flexion（屈曲）、Abduction（外展）、External Rotation（外旋）和 Extension（伸展）。

膝关节检查（Knee Exam）

膝关节检查包括视诊、触诊、关节活动度检查、膝部肌肉群的肌力评估，以及引发疼痛的激发试验、评估韧带及其他支撑结构完整性的检查手法。下文会叙述关节活动度检查和诱发疼痛的激发试验。评估膝部肌肉群肌力的方法则请参阅徒手肌力测试章节。

视诊： 检查膝关节的对称性和红斑，应在负重及无负重情况下分别进行视诊，并观察行走时的情况。

触诊： 应触诊膝关节下列部位的温度、肿胀（可能有积液）

和疼痛情况，如髌前囊、髌下囊、鹅足滑囊、股四头肌腱止点、整个腘后窝，以及髌股关节线、胫股关节线及胫腓关节线，髌腱。在膝关节做被动及主动活动时，施行髌骨触诊。

膝关节活动度（Range of Motion of the Knee）

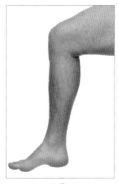

屈曲
（Flexion）
0~140°

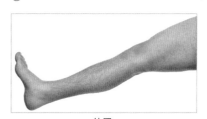

伸展
（Extension）
0~10°

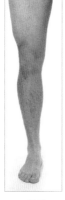

旋转
（Rotation）
0~0

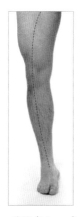

内翻（Varus）
正常为0
膝关节向离开身体中线的方向移动，小腿与大腿形成的角度

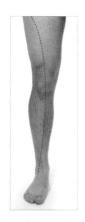

外翻（Valgus）
正常为0
膝关节向着身体中线的方向移动，小腿与大腿形成的角度

膝关节触诊（Palpation of the Knee）

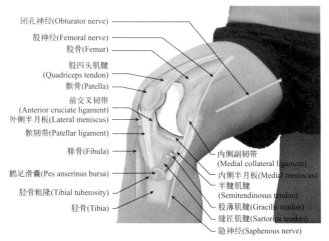

闭孔神经(Obturator nerve)
股神经(Femoral nerve)
股骨(Femur)
股四头肌腱 (Quadriceps tendon)
髌骨(Patella)
前交叉韧带 (Anterior cruciate ligament)
外侧半月板(Lateral meniscus)
髌韧带(Patellar ligament)
腓骨(Fibula)
鹅足滑囊(Pes anserinus bursa)
胫骨粗隆(Tibial tuberosity)
胫骨(Tibia)

内侧副韧带 (Medial collateral ligament)
内侧半月板(Medial meniscus)
半腱肌腱 (Semitendinosus tendon)
股薄肌腱(Gracilis tendon)
缝匠肌腱(Sartorius teudon)
隐神经(Saphenous nerve)

膝关节前内侧面观（右腿）[Knee Anteromedial View（Right Limb）]

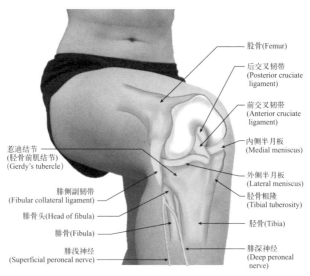

股骨(Femur)
后交叉韧带 (Posterior cruciate ligament)
前交叉韧带 (Anterior cruciate ligament)
内侧半月板 (Medial meniscus)
外侧半月板 (Lateral meniscus)
胫骨粗隆 (Tibial tuberosity)
胫骨(Tibia)
腓深神经 (Deep peroneal nerve)

惹迪结节 (胫骨前肌结节) (Gerdy's tubercle)
腓侧副韧带 (Fibular collateral ligament)
腓骨头(Head of fibula)
腓骨(Fibula)
腓浅神经 (Superficial peroneal nerve)

膝关节前外侧面观（右腿）[Knee Anterolateral View（Right Limb）]

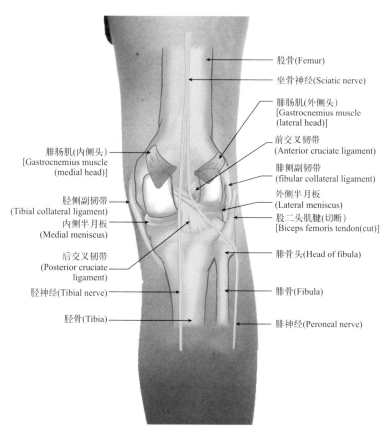

股骨(Femur)

坐骨神经(Sciatic nerve)

腓肠肌(外侧头)
[Gastrocnemius muscle
(lateral head)]

前交叉韧带
(Anterior cruciate ligament)

腓侧副韧带
(fibular collateral ligament)

外侧半月板
(Lateral meniscus)

股二头肌腱(切断)
[Biceps femoris tendon(cut)]

腓骨头(Head of fibula)

腓骨(Fibula)

腓神经(Peroneal nerve)

腓肠肌(内侧头)
[Gastrocnemius muscle
(medial head)]

胫侧副韧带
(Tibial collateral ligament)

内侧半月板
(Medial meniscus)

后交叉韧带
(Posterior cruciate
ligament)

胫神经(Tibial nerve)

胫骨(Tibia)

膝关节后面观（右腿）[Knee Posterior View（Right Limb）]

髌骨上方压迫检查（Suprapatellar Compression Test）

患者：仰卧，膝关节伸展。

检查者：①将一只手的手指置于患者髌骨下端。

② 另一只手在患者膝关节上方向髌骨周围施加压力。

③ 从近心端向远心端移动，将液体推向位于髌骨下方的另一只手。

阳性结果：进一步压迫膝关节近心端，会使髌骨下方的手指向上升高，表示膝关节内含有积液。

结果解释：膝关节积液。

注意：作者推荐按照下面表格进行分级，以便更加客观地记录数据。

0级	无积液
1a级	不可见，难于发现
1b级	不可见，易于发现
2a级	可见，难于发现
2b级	可见，易于发现
3a级	大体可见，葡萄柚样大小
3b级	大体可见，西瓜样大小

● 髌骨轻推滑动检查（Patellar Ballotment Test）

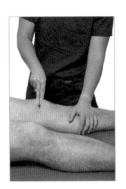

患者：仰卧在检查台上，膝关节伸展。

检查者：将患者髌骨向下方胫骨轻推。

阳性结果：与对侧相比，髌骨会在股骨上弹起。

结果解释：膝关节积液。

⊙ 髌骨研磨试验（Patellar Grind Test）

患者：仰卧在检查台上，膝关节伸展。

检查者：①站于患者检查侧的一边，用两只手的拇指及食指抓住髌骨。

② 在向上和向下移动髌骨的时候，对髌骨施加向下的压力。

阳性结果：再度引起髌骨后方疼痛。

结果解释：髌股关节疼痛综合征。

注意：也可以进行髌骨挤压（Clarke）试验，检查者将一手虎口置于髌骨上极，当患者收缩股四头肌时，对髌骨施加向远端向下方的压力。

髌骨研磨试验：敏感性 =37%[64]。

Clarke 试验：敏感性 =39%；特异性 =67%（对于髌软骨软化症）[65]。

髌骨"J"形征（Patellar J Sign）

患者：坐在检查台边缘，屈曲膝关节 90°。先是主动完全伸直膝关节，然后恢复到休息位置（屈曲 90°）。

检查者：在膝关节屈曲及伸展时，观察髌骨活动情况。

阳性结果：当膝关节从屈曲位运动到伸展位时，髌骨按照倒"J"形轨迹运动，因为在完全展直时髌骨处于外侧半脱位。

结果解释：髌骨轨迹不良。

注意：①髌骨轨迹不良使患者易患髌骨脱位及髌软骨软化症 / 骨关节炎。

② 这个检查的另外一个版本是由检查者被动活动患者膝关节由屈曲逐渐伸直，髌骨将从外侧 - 内侧 - 外侧活动形成髌骨"C"征。这可能意味着更严重的髌骨功能障碍 / 髌骨轨迹不良。

● 髌骨恐惧试验（Patellar Apprehension Test）

患者： 平卧位，将膝关节置于检查者大腿或卷起的毛巾上被动屈曲 30°。

检查者： 将两拇指放在患者膝关节内侧施加向外的力量。

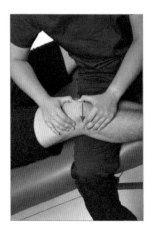

阳性结果： 当髌骨达到股骨外侧髁的最大外侧移位时，试着伸直膝关节时出现恐惧和阻抗。

结果解释： 髌骨不稳定或广泛的韧带松弛。

注意： 有髌骨脱位病史的患者可能有内侧髌股韧带（MPFL）撕裂而导致慢性不稳定。

敏感性 =39%[66]。

髋关节外旋肌/外展肌稳定性试验（External Hip Rotator/ Abductor Stability Testing）

这些试验的每一项都是检查髋关节外旋肌和外展肌的肌力。如果确定肌力差，则表示患者核心肌群力量弱，会让患者更易出现髌股功能障碍和腰椎疼痛。因此这些检查也用于评估腰椎情况。

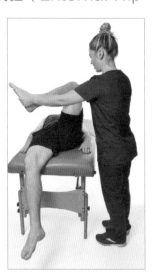

对于所有检查：

检查者： 在检查时观察患者膝关节及骨盆对线情况。

阳性结果： 髋关节旋转肌及外展肌动力不稳定、膝关节外翻或者内翻、躯干倾斜或骨盆倾斜（Trendelenburg 检查）。

● 单腿下蹲试验（Single Limb Squat）

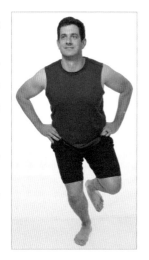

患者：单腿站立，双手撑于髋关节上，另外一只脚置于支撑腿的侧方或者前方。患者支撑腿缓慢地尽可能下蹲或者膝关节屈曲超过 90°，然后恢复到站立位。要求患者在屈曲膝关节时保持在第二趾上方。重复 3～5 次。

注意：常常检查双侧，以评估是否存在不对称及双侧肌力下降。

● 跳台试验（Step Down Test）

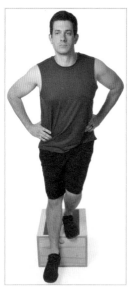

患者：双手撑于髋关节处，一只脚站立于台阶或者箱子的前缘，另外一只脚置于台阶前方的地板上方。屈曲置于台阶或者箱子上那条腿的膝关节，直到对侧足跟轻微接触地板，然后恢复到初始位置。要求患者在检查过程中屈曲膝关节时保持在第二足趾上方。重复 3～5 次。

注意：也可以通过在侧方踏下台阶或者箱子进行检测。

● 下落跳试验（Drop Jump Test）

患者： 双足站立于箱子或台阶上，屈曲膝关节，向前跳下箱子落于地板上，着陆时保持膝关节屈曲。

检查者： 在检查过程中观察患者，尤其注意起跳前及下落过程中是否存在外翻。

注意： 阳性结果提示核心肌肌力弱及下肢多发性损伤风险。

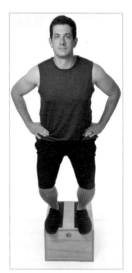

特伦德伦堡试验（Trendelen-burg Test）

患者： ①单腿站立。

② 如果能耐受，在走廊里走和跑。

检查者： 步态中单腿站立时，观察骨盆倾斜度和躯干倾斜度情况。

阳性结果： 单腿站立的对侧骨盆下降，表示站立侧髋关节外展肌无力。

注意： 非代偿性特伦德伦堡征发生于正常躯干对线关系伴有对侧骨盆下降。代偿性特伦德伦堡征发生于患者躯干向站立下肢同侧倾斜，以抵消对侧骨盆的下降。

敏感性 =38% ～ 73%；特异性 =70% ～ 81%[67～69]。

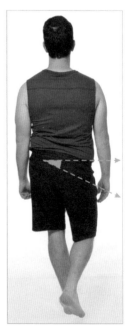

● 前抽屉试验（Anterior Drawer Test）

患者：仰卧在检查台上，受检侧膝关节屈曲。

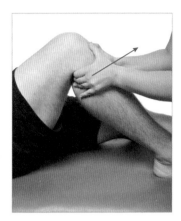

检查者：①坐在检查台边缘，斜靠/坐在患者足部以固定。

② 双手握住患者的小腿近端，两手拇指分别置于胫骨近端前方的两侧，并用手指环绕住小腿后方。

③ 试着将胫骨相对于股骨快速向前移动。

阳性结果：与健侧相比较，胫骨从股骨端向前移动大于5mm。比较两侧的对称情况。

结果解释：前交叉韧带（ACL）松弛或撕裂。

注意：①向前移位小于1cm时，可能是正常情况。

② 如果患者未完全放松，或出现任何阻碍，如半月板撕裂，则可能出现假阴性结果。

敏感性=22%～70%（急性撕裂）；敏感性=53%～95%（慢性撕裂）[70～73]；特异性≥95%（急性和慢性）[70]。

0级	位移≤5mm
1级	位移5～10mm
2级	位移≥10mm

● 轴向移动检查（Pivot Shift Test）

患者：仰卧在检查台上。

检查者：①站于患者侧方，一只手握住患者的足跟/踝关节，另一只手拇指放在膝关节外侧关节线上。

② 用近端手对膝关节施加外翻的力量，从膝关节完全伸展开

始，同时用远端手把持住胫骨使其相对于股骨发生内旋。

③ 然后屈曲膝关节，同时持续施加外翻的力量并内旋。

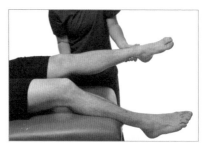

阳性结果：膝关节屈曲时，胫骨相对于股骨向前移动，膝关节伸展时则回到原位。

结果解释：前交叉韧带（ACL）不稳定或撕裂。

敏感性 =35%[71]；敏感性 =95%～98%（麻醉状态下）[70, 71, 74]；特异性≥89%（麻醉状态下）[71]。

● 拉赫曼试验（Lachman's Test）

患者：仰卧在检查台上，膝关节屈曲 $10°～20°$，略微外旋。

检查者：①一只手抓住患者小腿近端，拇指位于胫骨粗隆内侧。

② 另一只手置于大腿远端，以提供最大固定效果。

③ 在固定股骨的同时，试着用力将胫骨向前移动。

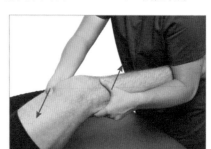

阳性结果：向前移动时，感觉不到实质的端点。正常时应该感受到脆响的端点（像是快速拉伸布料）。

结果解释：前交叉韧带不稳定或断裂。

注意：增加内旋或外旋动作可有助于单独检查前交叉韧带。

敏感性 =80%～87%（急性撕裂）；敏感性 =94%～99%（慢性撕裂）[72, 73]；特异性 =95%（麻醉状态下）[70]。

0级	无松弛，有实质的端点（＜3mm）
1级	有实质的端点，但松弛（3~5mm）
2级	无实质的端点（＞5mm）

● 后抽屉试验（Posterior Drawer Test）

患者：仰卧在检查台上，受检侧膝关节屈曲，足部平放在检查台上。

检查者：①坐在检查台的边缘，用大腿固定住患者的足。

② 将双手环绕患者小腿近端，两拇指放在胫骨前方的两边。

③ 将其他手指环绕在小腿后方，然后对胫骨施加向后的力量。

阳性结果：与对侧相比较，向后移动幅度增大。

结果解释：后交叉韧带（PCL）松弛或撕裂。

敏感性 =51%～90%；特异性 =99%[75~77]。

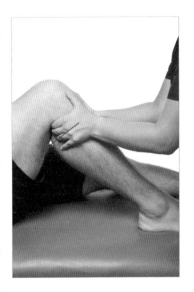

后沉征（Posterior Sag Sign）

患者：仰卧位，髋关节屈曲45°，膝关节屈曲90°，足部平放在检查台上。

检查者：从小腿侧方观察胫骨相对于股骨的位置。

阳性结果：相对于股骨，胫骨近端向后下沉。

结果解释：后交叉韧带（PCL）撕裂。

敏感性 =79%；特异性 =100%[75]。

● 半月板回旋挤压试验（McMurray's Test）

患者： 仰卧在检查台上。

检查者： ①一只手呈杯状，捧住患者足跟。

② 另外一只手沿着膝关节线放置，将膝关节完全屈曲。

③ 将足部外旋，并对膝关节施加外翻力量，再将膝关节完全伸展。

④ 将足部内旋，并对膝关节施加内翻力量，重复上述检查。

⑤ 在整个检查过程中，控制膝关节的屈曲及伸展，以防止突然过伸。

阳性结果： 膝关节伸展时，在膝关节内侧或外侧关节线上出现咔哒声、疼痛和（或）不连续声音。

结果解释： 内侧或外侧半月板病变。

注意： ①半月板后角撕裂更易出现阳性结果。

② 尽管通常认为内旋对外侧半月板产生压力，而外旋对内侧半月板产生压力，但这点并未被证实[78, 79]。

敏感性 =53% ～ 68%；特异性 =59% ～ 97%[80, 81]。

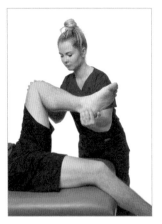 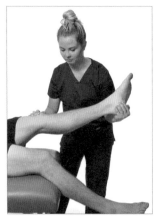

（a）外旋（起始位置）　　　　　（b）外旋（最终位置）

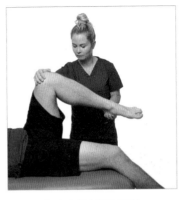

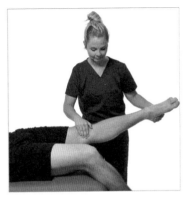

（a）内旋（起始位置）　　　　　　　（b）内旋（最终位置）

Thessaly 试验（Thessaly Test）

患者： 受检侧下肢单腿站立，扶着检查者伸出的双手以获得支撑。接着患者屈曲膝关节 20° 并内旋、外旋膝关节及身体三次。

检查者： 用伸出的双手支撑患者。

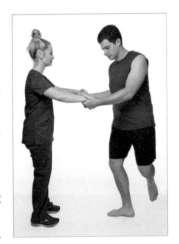

阳性结果： 再度引起内侧或外侧膝关节线疼痛。

结果解释： 半月板撕裂。

注意： 如果患者单脚站立不能保持平衡或者不能扶着检查者的手，这个检查也可以在患者双足站立时进行。

敏感性 =32% ～ 90%；特异性 =53% ～ 98% [81~83]。

关节线压痛试验（Joint Line Tenderness Test）

患者：膝关节屈曲约 90°。

检查者：①固定住患者足部 / 小腿。

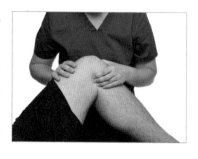

② 从前向后沿着膝关节内侧和外侧关节线依序触诊，施加稳定压力。推荐触诊至腘窝内。

阳性结果：沿着关节线出现压痛点。

结果解释：半月板撕裂、骨挫伤和（或）关节病变。

注意：

① 常需与对侧比较。

② 内侧关节线疼痛更常见于女性患者。

敏感性 =55% ～ 85%；特异性 =11% ～ 98%[80, 81]。

内翻应力试验（外侧稳定性）[Varus Stress Test (Lateral Stability)]

患者：仰卧在检查台上。

检查者：①被动外展患者髋关节，将小腿放置于检查台边缘的上方。

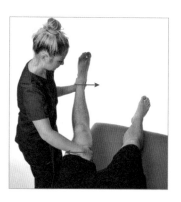

② 一只手在膝关节内侧支撑下肢，另外一只手抓住外踝。

③ 在膝关节内侧施加向外（内翻）的力量，在踝关节施加向内的力量，在外侧副韧带（LCL）产生张力。

④ 分别在膝关节屈曲 0 和 30° 时实施该手法。

阳性结果：疼痛和（或）外侧关节线间隙增大。

结果解释：外侧副韧带松弛，以及后外侧关节囊、腘弓状韧带、前交叉韧带或后交叉韧带损伤。如果在膝关节屈曲30°时出现阳性结果，则提示外侧副韧带、后外侧关节囊或腘弓状韧带损伤。

注意：①髋关节外旋时可以进行替代检查，分别在0和30°在膝关节内侧施加力。

② 如果存在外侧副韧带松弛，常用来检查后交叉韧带和后外侧角损伤。

敏感性 =25%[77]。

0级	无松弛，有实质的端点（0～5mm）	外侧副韧带水肿
1级	有实质的端点，但松弛（6～10mm）	外侧副韧带部分撕裂
2级	无实质的端点（＞10mm）	外侧副韧带完全撕裂

外翻应力试验（内侧稳定性）[Valgus Stress Test (Medial Stability)]

患者：仰卧在检查台上。

检查者：①被动外展患者髋关节，将小腿放置于检查台边缘的上方。

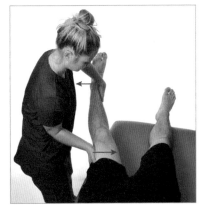

② 一只手在膝关节外侧支撑下肢，另外一只手抓住内踝。

③ 在膝关节施加向内（外翻）的力量，在踝关节施加向外的力量，在内侧副韧带（MCL）产生张力。

④ 分别在膝关节屈曲0和30°时实施该手法。

阳性结果：疼痛和（或）内侧关节线间隙增大。

结果解释：如果在屈曲0时阳性，可能是内侧副韧带撕裂，也可能是前交叉韧带或后交叉韧带和（或）后方关节囊撕裂。如果屈曲30°时阳性，而0时阴性，则损伤可能限定在内侧副韧带。

敏感性 =86% ～ 96%[77, 84]。

0级	无松弛，有实质的端点（0～5mm）	内侧副韧带水肿
1级	有实质的端点，但松弛（6～10mm）	内侧副韧带部分撕裂
2级	无实质的端点（＞10mm）	内侧副韧带完全撕裂

● Apley碾磨试验（Apley's Grinding Test）

患者： 俯卧在检查台上，膝关节屈曲90°。

检查者： 在患者足跟施加向下的力量，同时摆动患者的前足以内旋和外旋胫骨。

阳性结果： 沿着胫股关节线出现疼痛。

结果解释： 半月板病变或膝关节骨关节炎。

敏感性 =13% ～ 16%；特异性 =80% ～ 90%[85, 86]。

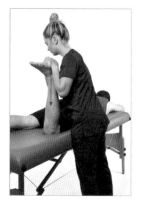

● Apley牵引试验（Apley's Distraction Test）

患者： 俯卧在检查台上，膝关节屈曲90°。

检查者： ①用大腿或小腿将患者大腿顶向检查台，予以固定。

② 在患者踝部施加向上的拉力，同时摆动患者的前足以内旋和外旋胫骨。

阳性结果： 膝部疼痛。

结果解释： 韧带或肌肉损伤。

注意： 本检测减轻了对半月板的压

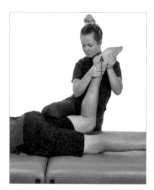

力，但对内侧和外侧的韧带施加了拉力，因此可用于区别半月板损伤与韧带或肌肉损伤。

胫骨外旋试验（Dial Test）

患者： 俯卧在检查台上。

检查者： 抓住患者双足的足底，被动屈曲患者膝关节30°，并完全外旋踝关节，同时观察外旋程度的不对称性。在膝关节屈曲90°时重复以上检查。

阳性结果： 在膝关节屈曲30°、屈曲90°或者二者均出现足部和大腿的夹角超过10°的外旋不对称。

结果解释： 30°时不对称仅见于单纯后外侧复合体损伤，而30°和90°时均出现不对称则见于后外侧复合体损伤和后交叉韧带损伤。

注意： ①半月板关节囊交界区损伤也可导致该检查阳性。

② 这个检查也可以在患者坐位或者仰卧位进行，固定患者足部，检查者内旋及外旋患者的小腿，在患者膝关节的内侧和外侧产生牵张力。

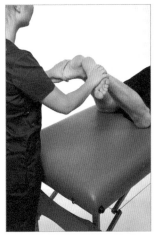

膝关节屈曲30°

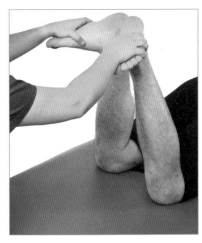

膝关节屈曲90°

腓骨头处腓神经的蒂内尔征（Tinel's Sign of Peroneal Nerve at Fibular Head）

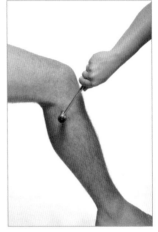

患者： 坐位或直立。

检查者： 用手或检查锤触诊或轻敲患者腓骨头下方（在髌骨下缘下方约 1cm、外侧 2~3cm 的部位）。

阳性结果： 在腓神经支配区域的小腿引发或加重疼痛或麻木症状（请参阅第 178 页的腓神经），进一步定位请见第 86 页。

结果解释： 腓骨头附近的腓神经受到刺激。

足及踝关节检查（Foot and Ankle Exam）

足及踝关节基本检查包括视诊、触诊、评估关节活动度、支撑结构稳定度、足踝部肌肉的肌力检查和感觉检查。下文将说明踝关节活动度和足部的稳定度；有关肌力和感觉的评估，请见徒手操作肌力检查和外周神经相关章节。

视诊和活动度：若在诊室评估患者时，必须谨记的第一件事，即在患者走进诊室时，就观察其步态。当患者脱下鞋子时，观察鞋子是否有异常或不对称的情况；视诊足踝部是否存在苍白、红斑、肿胀、胼胝和畸形；观察在未负重姿势和站立时的情况，可能的话也观察步行时的情况，注意在这些姿势下的足弓外观。如果可以的话，评估患者的支具，确定是否能矫正患者足部缺陷。同时也应注意膝关节屈曲和伸展时的踝关节活动度,因为有些肌肉如腓肠肌越过膝关节和踝关节,可能会影响踝关节活动度。记着评估足部活动度时,需从中立位开始。

触诊: 触诊患者足踝部的骨骼结构,包括内踝和外踝、足舟骨隆突、距骨头、籽骨、第5跖骨茎突(腓侧跖骨点)、距骨前侧圆顶部、跟骨的内侧结节和后侧部分。触诊足弓和跖骨骨膜的压痛情况。触诊每一块肌肉,必要时需越过踝关节直至肌腱附着处。

踝关节活动度(Range of Motion of the Ankle)

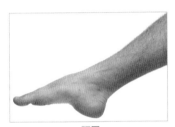

跖屈
(Plantar flexion)
0~45°

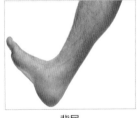

背屈
(Dorsiflexion)
0~20°

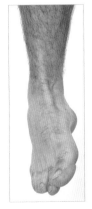

内翻(Inversion)
两侧对比

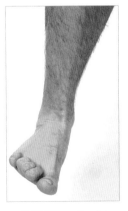

外翻(Eversion)
两侧对比

踝关节触诊（Palpation of the Ankle）

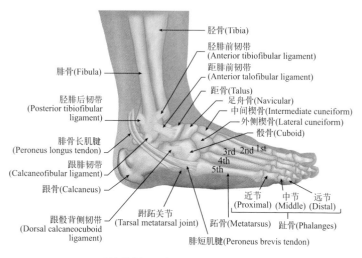

胫骨(Tibia)
胫腓前韧带(Anterior tibiofibular ligament)
距腓前韧带(Anterior talofibular ligament)
距骨(Talus)
足舟骨(Navicular)
中间楔骨(Intermediate cuneiform)
外侧楔骨(Lateral cuneiform)
骰骨(Cuboid)
腓骨(Fibula)
胫腓后韧带(Posterior tibiofibular ligament)
腓骨长肌腱(Peroneus longus tendon)
跟腓韧带(Calcaneofibular ligament)
跟骨(Calcaneus)
跟骰背侧韧带(Dorsal calcaneocuboid ligament)
跗跖关节(Tarsal metatarsal joint)
跖骨(Metatarsus)
腓短肌腱(Peroneus brevis tendon)

3rd 2nd 1st
4th
5th

近节(Proximal) 中节(Middle) 远节(Distal)
趾骨(Phalanges)

足部外侧面观（Foot Lateral View）

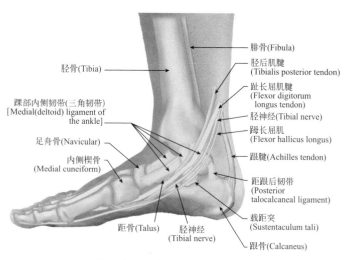

腓骨(Fibula)
胫后肌腱(Tibialis posterior tendon)
趾长屈肌腱(Flexor digitorum longus tendon)
胫神经(Tibial nerve)
蹞长屈肌(Flexor hallicus longus)
跟腱(Achilles tendon)
距跟后韧带(Posterior talocalcaneal ligament)
载距突(Sustentaculum tali)
跟骨(Calcaneus)
胫骨(Tibia)
踝部内侧韧带(三角韧带)[Medial(deltoid) ligament of the ankle]
足舟骨(Navicular)
内侧楔骨(Medial cuneiform)
距骨(Talus)
胫神经(Tibial nerve)

足部内侧面观（Foot Medial View）

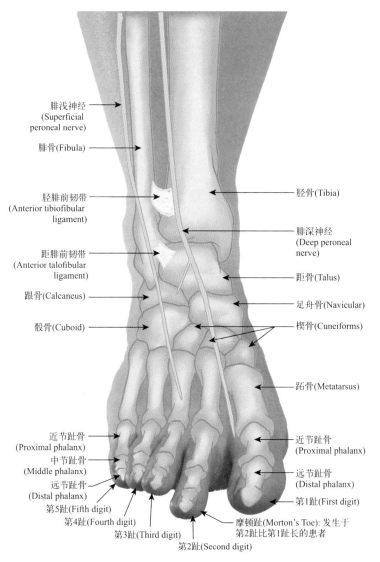

腓浅神经
(Superficial
peroneal nerve)

腓骨(Fibula)

胫腓前韧带
(Anterior tibiofibular
ligament)

距腓前韧带
(Anterior talofibular
ligament)

跟骨(Calcaneus)

骰骨(Cuboid)

近节趾骨
(Proximal phalanx)

中节趾骨
(Middle phalanx)

远节趾骨
(Distal phalanx)

第5趾(Fifth digit)

第4趾(Fourth digit)

第3趾(Third digit)

第2趾(Second digit)

胫骨(Tibia)

腓深神经
(Deep peroneal
nerve)

距骨(Talus)

足舟骨(Navicular)

楔骨(Cuneiforms)

跖骨(Metatarsus)

近节趾骨
(Proximal phalanx)

远节趾骨
(Distal phalanx)

第1趾(First digit)

摩顿趾(Morton's Toe): 发生于
第2趾比第1趾长的患者

足部背面观（Foot Dorsal View）

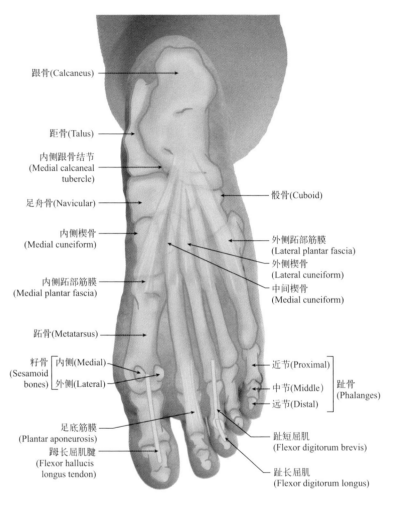

跟骨(Calcaneus)

距骨(Talus)

内侧跟骨结节
(Medial calcaneal
tubercle)

足舟骨(Navicular)

内侧楔骨
(Medial cuneiform)

内侧跖部筋膜
(Medial plantar fascia)

跖骨(Metatarsus)

籽骨
(Sesamoid
bones) 内侧(Medial)
外侧(Lateral)

足底筋膜
(Plantar aponeurosis)

跗长屈肌腱
(Flexor hallucis
longus tendon)

骰骨(Cuboid)

外侧跖部筋膜
(Lateral plantar fascia)

外侧楔骨
(Lateral cuneiform)

中间楔骨
(Medial cuneiform)

近节(Proximal)
中节(Middle)
远节(Distal)
趾骨
(Phalanges)

趾短屈肌
(Flexor digitorum brevis)

趾长屈肌
(Flexor digitorum longus)

足部跖面观（Foot Plantar View）

跟腱触诊（Achilles Tendon Palpation）

患者：坐位，腿部垂放在检查台边缘，膝关节被动屈曲90°，踝关节放松。

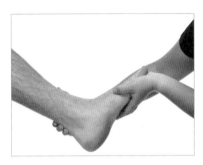

检查者：触诊患者跟腱的全部长度，从小腿远端 1/3 至跟骨。

阳性检查：沿着肌腱出现轻度至中度压痛和（或）远端肿胀。肌腱中断时也可以被触诊出。

结果解释：跟腱炎 / 肌腱病变，或肌腱部分 / 完全断裂。

对于肌腱断裂：敏感性 =73% ；特异性 =89%[87]。

● 汤普森试验（挤压试验）[Thompson's Test（Squeeze Test）]

患者：俯卧在检查台上，踝部置于检查台边缘。

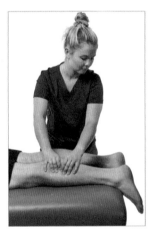

检查者：握住并挤压患者中段腓肠肌 / 比目鱼肌。

阳性检查：踝关节的被动跖屈动作消失。

结果解释：跟腱断裂；发生部分断裂时，可能会出现踝关节跖屈程度比对侧减小的情况。

敏感性 =96% ；特异性 =93%[87]。

⊙ 踝关节前抽屉试验（Ankle Anterior Drawer）

患者： 坐位，腿在检查台边缘垂下，膝关节被动屈曲 90°，踝关节放松。

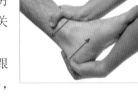

检查者： ①一只手放在患者距骨和外踝上方，握住其小腿远端，用大鱼际肌固定住其小腿远端前侧；另一只手握住患者足跟后方，使踝关节呈 20°～30° 的跖屈。

② 一只手缓慢地将患者的足跟向前拉动（沿着第二跖骨的方向），保持跖屈角度，另一只手稳定住患者小腿远端前方。

③ 与对侧相比较。

阳性结果： 与对侧相比，可触诊到距骨和胫骨内侧踝的相对移动大于 5mm，或在拉动足跟时觉察到"弹响声"。

结果解释： 距腓前韧带松弛或不稳定。

敏感性 =80%～95%；特异性 =74%～84%[88, 89]。

⊙ 外旋检查（External Rotation Test）

患者： 坐位，腿在检查台边缘垂下，膝关节被动屈曲 90°，踝关节屈曲呈 90°。

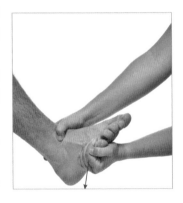

检查者： ①一只手握住患者足部外侧，另一只手握住患者小腿远端内踝上，拇指置于距骨上。

② 相对于胫骨 / 腓骨的位置，使患者足部做主动外旋动作。

阳性结果： 距骨从内踝移开，

或出现踝部疼痛。

结果解释： 胫腓联合韧带（胫腓韧带）损伤。

注意： 检查者在检查中可增加踝关节背屈角度，以评估疼痛出现在胫距关节还是距腓关节。

敏感性 =68% ～ 71% ；特异性 =63% ～ 83% [90, 91]。

● 韧带联合挤压试验（Syndesmosis Squeeze Test）

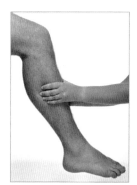

患者： 坐位，腿在检查台边缘垂下，膝关节被动屈曲 90°，踝关节放松。

检查者： 用 1 只手或 2 只手在小腿中点上方同时挤压胫骨及腓骨。

阳性结果： 在远端踝关节联合韧带处再度引起疼痛。

结果解释： 远端胫腓联合韧带（胫腓韧带）扭伤或者撕裂（如高位踝关节扭伤）。

敏感性 =26% ～ 36%；特异性 =89% ～ 93% [90 ～ 92]。

● 距骨倾斜检查（Talar Tilt Test）

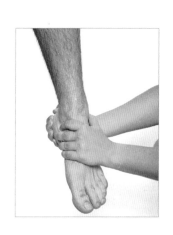

患者： 坐位，双腿在检查台边缘自然垂下。

检查者： ①一只手握住患者内踝近端，另一只手呈杯状捧住患者足后部，如此可用拇指触诊到距骨外侧。

②缓慢对足后部施加内翻力量。

③ 常需与对侧相比较

阳性检查： 外侧胫距关节发生过度移动（倾斜）。

结果解释： 跟腓韧带扭伤或撕裂。

注意： ①也可施加外翻力量，检查内踝三角韧带的完整性。

② 未受伤的踝关节也可倾斜达 25°，应与对侧比较。

③ 由于正常距骨倾斜角度变异性比较大，该检查的可靠性仍比较低。

敏感性 =36% ～ 55%[93]；特异性 =72% ～ 94%[94]。

◉ 内侧距下滑动试验（Medial Subtalar Glide Test）

患者： 坐位，腿在检查台边缘垂下，膝关节被动屈曲 90°，踝关节屈曲呈 90°。

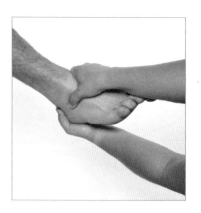

检查者： ①一只手拇指放在患者距骨前外侧，使距骨固定在距下关节正中位置。

② 另外一只手呈杯状捧住患者跟骨，使其向内侧及外侧滑动。

阳性结果： 跟骨对距骨的内侧移位增加。

结果解释： 跟腓韧带扭伤或撕裂。

注意： ①其他关节松弛 / 踝关节不稳定也可以在这个操作中明确。

② 该检查也可以在仰卧位进行，膝关节伸直，髋关节内旋，使足部外侧处于上方。

◉ 足底筋膜炎检查（Plantar Fasciitis Test）

患者：仰卧在检查台上。

检查者：一只手对患者拇指施加背屈的力量，另一手沿着跟骨内侧结节和足底筋膜方向触诊足底。

阳性结果：触诊时引起疼痛。

结果解释：足底筋膜炎或筋膜功能障碍。

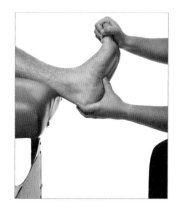

◉ 跗管检查（踝部胫神经的蒂内尔征）[Tarsal Tunnel Test（ Tinel's Sign of Nerve at Ankle ）]

患者：坐位或仰卧于检查台上。

检查者：用手指或反射锤沿着胫神经走行轻轻敲击患者踝部内侧，近端到屈肌支持带，经过跗管（内踝后下方），至其远端。请参阅第 104 页的解剖定位说明。

阳性结果：疼痛或麻木感和刺痛放射至足部和脚趾的跖面。请参阅第 179 页有关足部胫神经分布的说明。

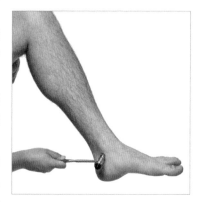

结果解释：跗管综合征（表示胫神经受到刺激）。

⊙ 拇指–食指挤压试验（Thumb-Index Finger Squeeze Test）

患者：坐位或仰卧于检查台上。

检查者：①在跖骨头平面，检查者用拇指和食指分别置于患者需要检查的趾蹼间隙背侧和跖侧。

② 食指及拇指同时挤压，使趾蹼间隙分开。

阳性结果：再度出现局部疼痛，或沿着趾神经走行放射至脚趾的疼痛。

结果解释：趾间神经瘤。

敏感性 =96%；特异性 =100%[95]。

⊙ 米尔德跖骨挤压试验（Mulder's Click）

患者：坐位或仰卧于检查台上。

检查者：①一只手在患者受累趾蹼间隙跖侧施加压力。

② 另外一只手挤压患者跖骨头。

阳性结果：当跖骨远端接触组织肿块时，由于神经瘤快速移位而发出咔嗒声。

结果解释：趾间神经瘤。

敏感性 =62%；特异性 =100%[95]。

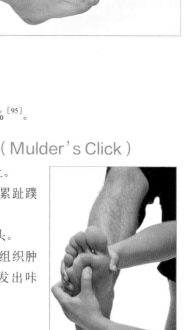

● 跖骨挤压试验（Metatarsal Squeeze Test）

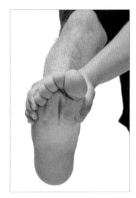

患者： 坐位或仰卧于检查台上。

检查者： 一只手的拇指放在患者足部一侧，其余手指放在另一侧，挤压跖骨头。

阳性结果： 再度出现局部疼痛，或沿着趾神经走行放射至脚趾的疼痛。

结果解释： 趾间神经瘤。

敏感性 =41%；特异性 =0 [95]。

参考文献

[1] Shah KC, Rajshekhar V. Reliability of diagnosis of soft cervical disc prolapse using Spurling's test. *Br J Neurosurg*, 2004, 18(5): 480-483. doi: 10. 1080/02688690400012350

[2] Viikari-Juntura E, Porras M, Laasonen EM. Validity of clinical tests in the diagnosis of root compression in cervical disc disease. *Spine*, 1989, 14(3): 253- 257. doi: 10. 1097/00007632-198903000-00003

[3] Shabat S, Leitner Y, David R, et al. The correlation between Spurling test and imaging studies in detecting cervical radiculopathy. *J Neuroimaging*. 2012, 22(4): 375-378. doi: 10. 1111/j. 1552-6569. 2011. 00644. x

[4] Uchihara T, Furukawa T, Tsukagoshi H. Compression of brachial plexus as a diagnostic test of cervical cord lesion. *Spine*, 1994, 19(19): 2170-2173. doi: 10. 1097/00007632-199410000-00007

[5] Bryant L, Shnier R, Bryant C, et al. A comparison of clinical estimation, ultrasonography, magnetic resonance imaging, and arthroscopy in determining the size of rotator cuff tears. *J Shoulder Elbow Surg*, 2002, 11(3): 219-224. doi: 10. 1067/mse. 2002. 121923

[6] Sgroi M, Loitsch T, Reichel H, et al. Diagnostic value of clinical tests for supraspinatus tendon tears. *Arthroscopy*, 2018, 34(8): 2326-2333. doi: 10.

1016/j. arthro. 2018. 03. 030

[7]   Naredo E, Aguado P, De Miguel E, et al. Painful shoulder: comparison of physical examination and ultrasonographic findings. *Ann Rheum Dis*, 2002, 61(2): 132-136. doi: 10. 1136/ard. 61. 2. 132

[8]   Salaffi F, Ciapetti A, Carotti M, et al. Clinical value of single versus composite provocative clinical tests in the assessment of painful shoulder. *J Clin Rheumatol*, 2010, 16(3): 105-108. doi: 10. 1097/RHU. 0b013e3181cf8392

[9]   Bartsch M, Greiner S, Haas NP, et al. Diagnostic values of clinical tests for subscapularis lesions. *Knee Surg Sports Traumatol Arthrosc*, 2010, 18(12): 1712- 1717. doi: 10. 1007/s00167-010-1109-1

[10]   Caliş M, Akgün K, Birtane M, et al. Diagnostic values of clinical diagnostic tests in subacromial impingement syndrome. *Ann Rheum Dis*, 2000, 59(1): 44-47. doi: 10. 1136/ard. 59. 1. 44

[11]   MacDonald PB, Clark P, Sutherland K. An analysis of the diagnostic accuracy of the Hawkins and Neer subacromial impingement signs. *J Shoulder Elbow Surg*, 2000, 9(4): 299-301. doi: 10. 1067/mse. 2000. 106918

[12]   Park HB, Yokota A, Gill HS, et al. Diagnostic accuracy of clinical tests for the different degrees of subacromial impingement syndrome. *J Bone Joint Surg Am*, 2005, 87(7): 1446-1455. doi: 10. 2106/JBJS. D. 02335

[13]   Cardoso A, Amaro P, Barbosa L, et al. Diagnostic accuracy of clinical tests directed to the long head of biceps tendon in a surgical population: a combination of old and new tests. *J Shoulder Elbow Surg*, 2019, 28(12): 2272- 2278. doi: 10. 1016/j. jse. 2019. 07. 007

[14]   Chen H-S, Lin S-H, Hsu Y-H, et al. A comparison of physical examinations with musculoskeletal ultrasound in the diagnosis of biceps long head tendinitis. *Ultrasound Med Biol*, 2011, 37(9): 1392-1398. doi: 10. 1016/j. ultrasmedbio. 2011. 05. 842

[15]   Bennett WF. Specificity of the Speed's test: arthroscopic technique for

evaluating the biceps tendon at the level of the bicipital groove. *Arthroscopy*, 1998, 14(8): 789-796. doi: 10. 1016/s0749-8063(98)70012-x

[16] O'Brien SJ, Pagnani MJ, Fealy S, et al. The active compression test: a new and effective test for diagnosing labral tears and acromioclavicular joint abnormality. *Am J Sports Med*, 1998, 26(5): 610-613. doi: 10. 1177/03635465980260050201

[17] Chronopoulos E, Kim TK, Park HB, et al. Diagnostic value of physical tests for isolated chronic acromioclavicular lesions. *Am J Sports Med,* 2004, 32(3): 655- 661. doi: 10. 1177/0363546503261723

[18] Walton J, Mahajan S, Paxinos A, et al. Diagnostic values of tests for acromioclavicular joint pain. *J Bone Joint Surg Am*, 2004, 86(4): 807-812. doi: 10. 2106/00004623-200404000-00021

[19] Burkhart SS, Morgan CD, Kibler WB. Shoulder injuries in overhead athletes. The "dead arm" revisited. *Clin Sports Med,* 2000, 19(1): 125-158. doi: 10. 1016/ S0278-5919(05)70300-8

[20] Farber AJ, Castillo R, Clough M, et al. Clinical assessment of three common tests for traumatic anterior shoulder instability. *J Bone Joint Surg Am,* 2006, 88(7): 1467-1474. doi: 10. 2106/JBJS. E. 00594

[21] Speer KP, Hannafin JA, Altchek DW, et al. An evaluation of the shoulder relocation test. *Am J Sports Med*, 1994, 22(2): 177-183. doi: 10. 1177/036354659402200205

[22] Gross ML, Distefano MC. Anterior release test. A new test for occult shoulder instability. *Clin Orthop Relat Res*, 1997, (339): 105-108. doi: 10. 1097/00003086-199706000-00014

[23] Neer CS, Foster CR. Inferior capsular shift for involuntary inferior and multidirectional instability of the shoulder: a preliminary report. 1980. *J Bone Joint Surg Am,* 2001, 83(10): 1586. doi: 10. 2106/00004623-200110000-00021

[24] Stetson WB, Templin K. The crank test, the O'Brien test, and routine magnetic resonance imaging scans in the diagnosis of labral tears.

Am J Sports Med, 2002, 30(6): 806-809. doi: 10. 1177/ 03635465 020300060901

[25] Liu SH, Henry MH, Nuccion S, et al. Diagnosis of glenoid labral tears. A comparison between magnetic resonance imaging and clinical examinations. *Am J Sports Med*, 1996, 24(2): 149-154. doi: 10. 1177/ 036354659602400205

[26] Marx RG, Bombardier C, Wright JG. What do we know about the reliability and validity of physical examination tests used to examine the upper extremity? *J Hand Surg Am*, 1999, 24(1): 185-193. doi: 10. 1053/ jhsu. 1999. jhsu24a0185

[27] O'Driscoll SW, Goncalves LBJ, Dietz P. The hook test for distal biceps tendon avulsion. *Am J Sports Med*, 2007, 35(11): 1865-1869. doi: 10. 1177/0363546507305016

[28] O'Driscoll SWM, Lawton RL, Smith AM. The "moving valgus stress test" for medial collateral ligament tears of the elbow. *Am J Sports Med*, 2005, 33(2): 231- 239. doi: 10. 1177/0363546504267804

[29] El Miedany Y, Ashour S, Youssef S, et al. Clinical diagnosis of carpal tunnel syndrome: old tests-new concepts. *Joint Bone Spine*, 2008, 75(4): 451-457. doi: 10. 1016/j. jbspin. 2007. 09. 014

[30] Bilkis S, Loveman DM, Eldridge JA, et al. Modified Phalen's test as an aid in diagnosing carpal tunnel syndrome. *Arthritis Care Res (Hoboken)*, 2012, 64(2): 287-289. doi: 10. 1002/acr. 20664

[31] Sela Y, Seftchick J, Wang WL, et al. The diagnostic clinical value of thumb metacarpal grind, pressure-shear, flexion, and extension tests for carpometacarpal osteoarthritis. *J Hand Ther*, 2019, 32(1): 35-40. doi: 10. 1016/j. jht. 2017. 09. 005

[32] Laslett M, Aprill CN, McDonald B, et al. Diagnosis of sacroiliac joint pain: validity of individual provocation tests and composites of tests. *Man Ther*, 2005, 10(3): 207-218. doi: 10. 1016/j. math. 2005. 01. 003

[33] Thomas E, Silman AJ, Papageorgiou AC, et al. Association between

measures of spinal mobility and low back pain. An analysis of new attenders in primary care. *Spine*, 1998, 23(3): 343-347. doi: 10. 1097/00007632-199802010-00011

[34] Schwarzer AC, Derby R, Aprill CN, et al. Pain from the lumbar zygapophysial joints. *J Spinal Disord*, 1994, 7(4): 331-336. doi: 10. 1097/00002517-199408000-00007

[35] Laslett M, McDonald B, Aprill CN, et al. Clinical predictors of screening lumbar zygapophyseal joint blocks: development of clinical prediction rules. *Spine J*, 2006, 6(4): 370-379. doi: 10. 1016/j. spinee. 2006. 01. 004

[36] Revel M, Poiraudeau S, Auleley GR, et al. Capacity of the clinical picture to characterize low back pain relieved by facet joint anesthesia. Proposed criteria to identify patients with painful facet joints. *Spine*, discussion 1977, 1998, 23(18): 1972-1976. doi: 10. 1097/00007632-199809150-00011

[37] Fortin JD, Falco FJ. The Fortin finger test: an indicator of sacroiliac pain. *Am J Orthop*, 1997, 26(7): 477-480.

[38] Dreyfuss P, Michaelsen M, Pauza K, et al. The value of medical history and physical examination in diagnosing sacroiliac joint pain. *Spine*, 1996, 21(22): 2594- 2602. doi: 10. 1097/00007632-199611150-00009

[39] Levangie PK. Four clinical tests of sacroiliac joint dysfunction: the association of test results with innominate torsion among patients with and without low back pain. *Phys Ther*, 1999, 79(11): 1043-1057. doi: 10. 1093/ptj/79. 11. 1043

[40] Deursen van L, Patijn J, Ockhuysen AL. The value of some clinical tests of the sacroiliac joint. *J Manual Med*, 1990, 5: 96-99.

[41] Broadhurst NA, Bond MJ. Pain provocation tests for the assessment of sacroiliac joint dysfunction. *J Spinal Disord*, 1998, 11(4): 341-345. doi: 10. 1097/00002517-199808000-00013

[42] Rantanen P, Airaksinen O. Poor agreement between so-called sacroiliac joint tests in ankylosing spondylitis patients. *J Manip Med*, 1989, 4:

62-64.

[43] Maslowski E, Sullivan W, Forster Harwood J, et al. The diagnostic validity of hip provocation maneuvers to detect intra-articular hip pathology. *PMR*, 2010, 2(3): 174-181. doi: 10. 1016/j. pmrj. 2010. 01. 014

[44] Sutlive TG, Lopez HP, Schnitker DE, et al. Development of a clinical prediction rule for diagnosing hip osteoarthritis in individuals with unilateral hip pain. *J Orthop Sports Phys Ther*, 2008, 38(9): 542-550. doi: 10. 2519/jospt. 2008. 2753

[45] Russel AS, Maksymowych W, LeClercq S. Clinical examination of the sacroiliac joints: a prospective study. *Arthritis Rheum*, 1981, 24(12): 1575-1577. doi: 10. 1002/ art. 1780241219

[46] Stuber KJ. Specificity, sensitivity, and predictive values of clinical tests of the sacroiliac joint: a systematic review of the literature. *J Can Chiropr Assoc*, 2007, 51(1): 30-41.

[47] Simopoulos TT, Manchikanti L, Singh V, et al. A systematic evaluation of prevalence and diagnostic accuracy of sacroiliac joint interventions. *Pain Physician*, 2012, 15(3): E305-E344. doi: 10. 36076/ppj. 2012/15/E305

[48] Laslett M. Evidence-based diagnosis and treatment of the painful sacroiliac joint. *J Man Manip Ther,* 2008, 16(3): 142-152. doi: 10. 1179/ jmt. 2008. 16. 3. 142

[49] Nejati P, Sartaj E, Imani F, et al. Accuracy of the diagnostic tests of sacroiliac joint dysfunction. *Journal of Chiropractic Medicine*, 2020, 19(1): 28-37. doi: 10. 1016/j. jcm. 2019. 12. 002

[50] van der Wurff P, Buijs EJ, Groen GJ. A multitest regimen of pain provocation tests as an aid to reduce unnecessary minimally invasive sacroiliac joint procedures. *Arch Phys Med Rehabil*, 2006, 87(1): 10-14. doi: 10. 1016/j. apmr. 2005. 09. 023

[51] Devillé WL, van der Windt DA, Dzaferagić A, et al. The test of Lasègue: systematic review of the accuracy in diagnosing herniated discs. *Spine*,

2000, 25(9): 1140-1147. doi: 10. 1097/00007632-200005010-00016

[52]   Rabin A, Gerszten PC, Karausky P, et al. The sensitivity of the seated straight-leg raise test compared with the supine straight-leg raise test in patients presenting with magnetic resonance imaging evidence of lumbar nerve root compression. *Arch Phys Med Rehabil*, 2007, 88(7): 840-843. doi: 10. 1016/j. apmr. 2007. 04. 016

[53]   van der Windt DA, Simons E, Riphagen II, et al. Physical examination for lumbar radiculopathy due to disc herniation in patients with low-back pain. *Cochrane Database Syst Rev*, 2010, (2): CD007431. doi: 10. 1002/14651858. CD007431. pub2

[54]   Hakelius A, Hindmarsh J. The comparative reliability of preoperative diagnostic methods in lumbar disc surgery. *Acta Orthop Scand*, 1972, 43(4): 234-238. doi: 10. 3109/17453677208991261

[55]   Stankovic R, Johnell O, Maly P, et al. Use of lumbar extension, slump test, physical and neurological examination in the evaluation of patients with suspected herniated nucleus pulposus. A prospective clinical study. *Man Ther*, 1999, 4(1): 25-32. doi: 10. 1016/S1356-689X(99)80006-X

[56]   Suri P, Rainville J, Katz JN, et al. The accuracy of the physical examination for the diagnosis of midlumbar and low lumbar nerve root impingement. *Spine,* 2011, 36(1): 63-73. doi: 10. 1097/BRS. 0b013e3181c953cc

[57]   Clohisy JC, Knaus ER, Hunt DM, et al. Clinical presentation of patients with symptomatic anterior hip impingement. *Clin Orthop Relat Res*, 2009, 467(3): 638- 644. doi: 10. 1007/s11999-008-0680-y

[58]   Troelsen A, Mechlenburg I, Gelineck J, et al. What is the role of clinical tests and ultrasound in acetabular labral tear diagnostics? *Acta Orthop*, 2009, 80(3): 314- 318. doi: 10. 3109/17453670902988402

[59]   Ito K, Leunig M, Ganz R. Histopathologic features of the acetabular labrum in femoroacetabular impingement. *Clin Orthop Relat Res*, 2004, (429): 262-271. doi: 10. 1097/01. blo. 0000144861. 11193. 17

[60] Martin RL, Irrgang JJ, Sekiya JK. The diagnostic accuracy of a clinical examination in determining intra-articular hip pain for potential hip *arthroscopy* candidates. *Arthroscopy*, 2008, 24(9): 1013-1018. doi: 10. 1016/j. arthro. 2008. 04. 075

[61] Martin HD, Shears SA, Johnson JC, et al. The endoscopic treatment of sciatic nerve entrapment/deep gluteal syndrome. *Arthroscopy*, 2011, 27(2): 172-181. doi: 10. 1016/j. arthro. 2010. 07. 008

[62] Verrall GM, Slavotinek JP, Barnes PG, et al. Description of pain provocation tests used for the diagnosis of sports-related chronic groin pain: relationship of tests to defined clinical (pain and tenderness) and MRI (pubic bone marrow oedema) criteria. *Scand J Med Sci Sports*, 2005, 15(1): 36-42. doi: 10. 1111/j. 1600-0838. 2004. 00380. x

[63] Deyo RA, Mirza SK, Martin BI. Back pain prevalence and visit rates: estimates from U. S. national surveys, 2002. *Spine (Phila Pa 1976)*, 2006, 31(23): 2724-2727. doi: 10. 1097/01. brs. 0000244618. 06877. cd

[64] O'Shea KJ, Murphy KP, Heekin RD, et al. The diagnostic accuracy of history, physical examination, and radiographs in the evaluation of traumatic knee disorders. *Am J Sports Med*, 1996, 24(2): 164-167. doi: 10. 1177/036354659602400208

[65] Doberstein ST, Romeyn RL, Reineke DM. The diagnostic value of the Clarke sign in assessing chondromalacia patella. *J Athl Train*, 2008, 43(2): 190-196. doi: 10. 4085/1062-6050-43. 2. 190

[66] Sallay PI, Poggi J, Speer KP, et al. Acute dislocation of the patella. A correlative pathoanatomic study. *Am J Sports Med*, 1996, 24(1): 52-60. doi: 10. 1177/036354659602400110

[67] Altman R, Alarcón G, Appelrouth D, et al. The American College of Rheumatology criteria for the classification and reporting of osteoarthritis of the hip. *Arthritis Rheum*, 1991, 34(5): 505-514. doi: 10. 1002/art. 1780340502

[68] Bird PA, Oakley SP, Shnier R, et al. Prospective evaluation of magnetic

resonance imaging and physical examination findings in patients with greater trochanteric pain syndrome. *Arthritis Rheum,* 2001, 44(9): 2138-2145. doi: 10. 1002/1529- 0131(200109)44: 9<2138: : AID-ART367> 3. 0. CO; 2-M

[69] Youdas JW, Madson TJ, Hollman JH. Usefulness of the Trendelenburg test for identification of patients with hip joint osteoarthritis. *Physiother Theory Pract*, 2010, 26(3): 184-194. doi: 10. 3109/ 09593980902750857

[70] Katz JW, Fingeroth RJ. The diagnostic accuracy of ruptures of the anterior cruciate ligament comparing the Lachman test, the anterior drawer sign, and the pivot shift test in acute and chronic knee injuries. *Am J Sports Med*, 1986, 14(1): 88-91. doi: 10. 1177/036354658601400115

[71] Donaldson WF, Warren RF, Wickiewicz T. A comparison of acute anterior cruciate ligament examinations. Initial versus examination under anesthesia. *Am J Sports Med*, 1985, 13(1): 5-10. doi: 10. 1177/ 036354658501300102

[72] Jonsson T, Althoff B, Peterson L, et al. Clinical diagnosis of ruptures of the anterior cruciate ligament: a comparative study of the Lachman test and the anterior drawer sign. *Am J Sports Med*, 1982, 10(2): 100-102. doi: 10. 1177/036354658201000207

[73] Mitsou A, Vallianatos P. Clinical diagnosis of ruptures of the anterior cruciate ligament: a comparison between the Lachman test and the anterior drawer sign. *Injury,* 1988, 19(6): 427-428. doi: 10. 1016/0020-1383(88)90139-8

[74] Lucie RS, Wiedel JD, Messner DG. The acute pivot shift: clinical correlation. *Am J Sports Med*, 1984, 12(3): 189-191. doi: 10. 1177/ 036354658401200303

[75] Rubinstein RA, Shelbourne KD, McCarroll JR, et al. The accuracy of the clinical examination in the setting of posterior cruciate ligament injuries. *Am J Sports Med*, 1994, 22(4): 550-557. doi: 10. 1177/ 036354659402200419

[76] Loos WC, Fox JM, Blazina ME, et al. Acute posterior cruciate ligament injuries. *Am J Sports Med*, 1981, 9(2): 86-92. doi: 10. 1177/036354658100900203

[77] Harilainen A. Evaluation of knee instability in acute ligamentous injuries. *Ann Chir Gynaecol*, 1987, 76(5): 269-273.

[78] Kim SJ, Min BH, Han DY. Paradoxical phenomena of the McMurray test. An arthroscopic investigation. *Am J Sports Med*, 1996, 24(1): 83-87. doi: 10. 1177/036354659602400115

[79] Evans PJ, Bell GD, Frank C. Prospective evaluation of the McMurray test. *Am J Sports Med*, 1993, 21(4): 604-608. doi: 10. 1177/ 036354659 302100420

[80] Solomon DH, Simel DL, Bates DW, et al. The rational clinical examination. Does this patient have a torn meniscus or ligament of the knee? Value of the physical examination. *JAMA*, 2001, 286(13): 1610-1620. doi: 10. 1001/jama. 286. 13. 1610

[81] Konan S, Rayan F, Haddad FS. Do physical diagnostic tests accurately detect meniscal tears? *Knee Surg Sports Traumatol Arthrosc,* 2009, 17(7): 806-811. doi: 10. 1007/s00167-009-0803-3

[82] Harrison BK, Abell BE, Gibson TW. The Thessaly test for detection of meniscal tears: validation of a new physical examination technique for primary care medicine. *Clin J Sport Med,* 2009, 19(1): 9-12. doi: 10. 1097/ JSM. 0b013e31818f1689

[83] Goossens P, Keijsers E, van Geenen RJC, et al. Validity of the Thessaly test in evaluating meniscal tears compared with arthroscopy: a diagnostic accuracy study. *J Orthop Sports Phys Ther*, 2015, 45(1): 18-24, B1. doi: 10. 2519/ jospt. 2015. 5215

[84] Garvin GJ, Munk PL, Vellet AD. Tears of the medial collateral ligament: magnetic resonance imaging findings and associated injuries. *Can Assoc Radiol J*, 1993, 44(3): 199-204.

[85] Kurosaka M, Yagi M, Yoshiya S, et al. Efficacy of the axially loaded

pivot shift test for the diagnosis of a meniscal tear. *Int Orthop*, 1999, 23(5): 271-274. doi: 10. 1007/ s002640050369

[86] Fowler PJ, Lubliner JA. The predictive value of five clinical signs in the evaluation of meniscal pathology. *Arthroscopy*, 1989, 5(3): 184-186. doi: 10. 1016/0749-8063(89)90168-0

[87] Maffulli N. The clinical diagnosis of subcutaneous tear of the Achilles tendon. A prospective study in 174 patients. *Am J Sports Med*, 1998, 26(2): 266-270. doi: 10. 1177/03635465980260021801

[88] Lindstrand A. New aspects in the diagnosis of lateral ankle sprains. *Orthop Clin North Am*, 1976, 7(1): 247-249. doi: 10. 1016/S0030-5898(20)31189-5

[89] van Dijk CN, Lim LS, Bossuyt PM, et al. Physical examination is sufficient for the diagnosis of sprained ankles. *J Bone Joint Surg Br,* 1996, 78(6): 958-962. doi: 10. 1302/0301-620x78b6. 1283

[90] Sman AD, Hiller CE, Rae K, et al. Diagnostic accuracy of clinical tests for ankle syndesmosis injury. *Br J Sports Med,* 2015, 49(5): 323-329. doi: 10. 1136/ bjsports-2013-092787

[91] Ryan LP, Hills MC, Chang J, et al. The lambda sign: a new radiographic indicator of latent syndesmosis instability. *Foot Ankle Int,* 2014, 35(9): 903-908. doi: 10. 1177/1071100714543646

[92] de César PC, Avila EM, de Abreu MR. Comparison of magnetic resonance imaging to physical examination for syndesmotic injury after lateral ankle sprain. *Foot Ankle Int*, 2011, 32(12): 1110-1114. doi: 10. 3113/FAI. 2011. 1110

[93] George J, Jaafar Z, Hairi IR, et al. The correlation between dynamic ultrasound evaluation and clinical laxity grading of ATFL and CFL tears among athletes. J *Sports Med Phys Fitness*, 2020, 60: 749-757. doi: 10. 23736/ S0022-4707. 20. 10050-1

[94] Rosen AB, Ko J, Brown CN. Diagnostic accuracy of instrumented and manual talar tilt tests in chronic ankle instability populations. *Scand J*

Med Sci Sports, 2015, 25(2): e214-e221. doi: 10. 1111/sms. 12288

[95] Mahadevan D, Venkatesan M, Bhatt R, et al. Diagnostic accuracy of clinical tests for Morton's neuroma compared with ultrasonography. *J Foot Ankle Surg*, 2015, 54(4): 549-553. doi: 10. 1053/j. jfas. 2014. 09. 021

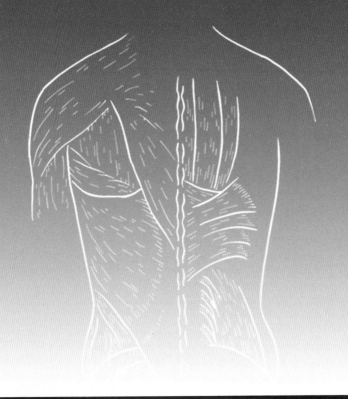

第 2 章

肌肉检查

肌肉检查是评估常见骨骼肌肉疾病的要素之一。对于每一个患者的肌肉情况都要进行准确、一致性地检查。医生可以按照个人的习惯，一致性、规范性地对每个病人的肌肉状态进行准确检查。书中一一列出每个肌肉的起点和止点，这样更便于大家在检查中更好地分辨肌肉。在第8章的骨骼肌肉图谱中，我们向大家展示了常用的肌肉检查参考图示。

本书的目的是为大家介绍一些常用的准确、可靠的肌肉检查方法。准确评定肌力分级十分重要，通常情况下，当发生神经根病变时，5级肌力代表神经纤维正常，而4级肌力往往代表50%的神经纤维受到了损伤[1]。

肌力分级（Grading Muscle Strength）

分级	肌肉收缩情况
0/5	完全麻痹，触诊或视诊检查肌肉无收缩
1/5	可看见或触诊到肌肉轻微收缩，但是力量不足以移动关节，即使去除重力也不行
2/5	在无重力状态下，肌肉可以移动关节，并可完成全程活动范围
3/5	肌肉可以对抗重力去移动关节，并完成全程活动范围，但不能对抗其他外力
4/5	肌肉可以对抗重力去移动关节，完成全程活动范围，且可以对抗检查者施加的阻力，但并未达到正常
5/5	肌肉可以对抗重力去移动关节，完成全程活动范围，且可以对抗检查者施加的全部阻力

注：1. 根据完成的活动范围来评定挛缩造成的活动度限制等级，并记录下来。

2. 应注明疼痛对肌力的限制。

3. 下列方法常用于判定肌力的细微差异：

4 +/5 肌力可以对抗阻力，但有明显无力现象。

上肢（Upper Extremities）

● 上斜方肌（Upper Trapezius）

肌肉检查：①患者端坐，嘱双肩向后上方耸起。

② 检查者用力下压其双侧肩部。

支配动作：肩胛骨向后上缩起，关节盂在冠状面上旋转朝上。

神经支配：副神经。

起点：枕外隆凸和项韧带。

止点：肩峰、锁骨外侧 1/3 和肩胛冈。

注意：要同时检查双侧肩部肌肉，并作比较。

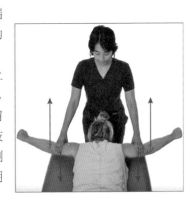

● 中斜方肌（Middle Trapezius）

肌肉检查：①患者俯卧或端坐且躯干向前弯曲，双臂外展约 120°。

② 检查者应注意观察患者上肢和肩胛骨的位置：若肌肉无力，即使患者用尽全力，也会出现肩胛骨向外侧滑动，并且患者上肢下垂。这时检查者可以对其双侧上臂施加适度下压力量，可以明显感受到肌肉轻微无力现象。

支配动作：肩胛骨后缩，关节盂在冠状面上旋转朝上。

神经支配：副神经。

起点：C7、T1 ~ T5 棘突。

止点：肩峰和肩胛冈外侧。

● 下斜方肌（Lower Trapezius）

肌肉检查：①患者俯卧，或端坐且躯干向前弯曲，然后双臂外展至170°，身体呈现潜水的姿态。

② 观察患者肩部屈曲活动受限情况和（或）肩胛骨在上方肋骨上面的滑动。检查者可以对患者双臂施加适度下压力量，观察患者微弱的肌肉肌力下降情况。

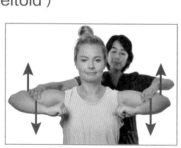

支配动作：肩胛骨下压且后缩。

神经支配：副神经。

起点：T6 ~ T12 棘突。

止点：肩胛冈内侧。

注意：如果患者肌肉肌力下降，则无法做出以上动作。

● 中三角肌（Middle Deltoid）

肌肉检查：① 患者端坐，双肩外展至90°，双肘关节处于完全屈曲状态。

② 检查者对其双臂肘部近端施加下压力量。

支配动作：肩关节外展。

神经支配：腋神经（C5、C6）。

起点：肩峰。

止点：三角肌粗隆。

注意：令患者肘关节完全屈曲，可避免其使用肱二头肌代替无力的三角肌完成以上动作。

● 胸大肌（Pectoralis Major）

肌肉检查：①嘱患者肘关节和肩关节完全屈曲至90°，再令患者将上肢移向身体中线。

② 检查者先用一只手固定患者肩部，另一只手握住其上臂远端（近肘部），然后施加向外的力量，使其上肢远离身体中线，观察其肌力情况。

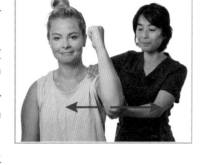

支配动作：支配肩关节在水平面上内收和内旋。

神经支配：①锁骨端：胸外侧神经（C5～C7）。②胸骨端：胸内侧神经（C8、T1）。

起点：①锁骨端：锁骨内侧半。②胸骨端：胸骨和第1～6肋的肋软骨。

止点：肱骨大结节嵴。

注意：胸大肌肌力的检测不能用来定位神经根的病变，因为胸大肌几乎受臂丛所有神经根的支配（C5～T1）。

菱形肌（Rhomboideus）

肌肉检查：①患者俯卧，手背放于背部，将手臂往后上方离开身体。

② 检查者将一只手固定于患者肩胛骨的外侧，施加朝前（朝下）且朝外的力量。

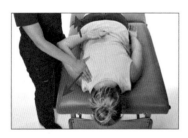

支配动作：肩胛骨向后上缩起，关节盂在冠状面上旋转向下。

神经支配：肩胛背神经（C5）。

起点：C7 ～ T5 棘突。

止点：肩胛骨内侧缘。

注意：因为难以对菱形肌做个别检查，所以菱形肌的操作检查并不十分可靠。

● 前锯肌（Serratus Anterior）

肌肉检查：①患者肘关节完全屈曲，肩关节屈曲至90°，并嘱患者用力将肘部朝前方和身体中线移动。

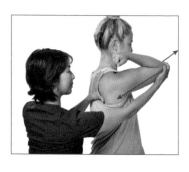

② 检查者一只手固定住患者的肩部，另外一个手呈杯状扣住其肘部，然后对肘部施加朝后下方的力量。

支配动作：肩胛骨向前移动，关节盂在矢状面上旋转朝上。

神经支配：胸长神经（C5 ～ C7）。

起点：第 1 ～ 8 肋。

止点：肩胛骨内侧缘。

注意：①本检查是一项很好的肌肉检查，可用于定位上肢病变位置。前锯肌无力表示病灶处非常接近颈神经根。

② 此检查可靠的前提条件是，肩部旋转的肌肉和三角肌功能保持完整。

● 肩胛下肌（Subscapularis）

肌肉检查 1（侧方位）：①患者端坐，手臂位于身体两侧，首先嘱患者一侧肘关节屈曲至90°，保持肘部贴住身体一侧，前臂取中立位，令患者做前臂摆向身体中线、肩关节内旋的动作。

② 检查者一只手固定患者肘部，另一只手固定在患者前臂的远端（靠近腕部），然后对其前臂施加向外的力量，使其前臂离开身体中线，同时施加使其肩关节外旋的力量。

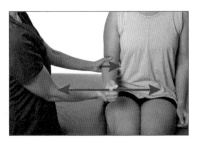

肌肉检查2（外展位）： ①患者端坐，嘱患者肩部外展90°，同时肘部屈曲90°。指导患者将手掌朝向地板，将肘部固定为支点，内旋肩部。

② 检查者用一只手稳定患者肘部，另一只手固定其前臂远端，并施加向上的力量，迫使其肩部外旋。

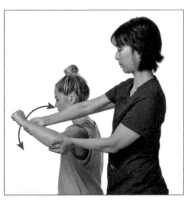

支配动作： 肩关节内旋内收，并固定住肱骨头使其位于肩关节盂内。

神经支配： 肩胛下神经（C5～C7）。

起点： 肩胛下窝

止点： 肱骨小结节。

注意： ① 很难单独检查肩胛下肌肌力的改变，当检查结果呈现肌力下降时，也可能表示其他肩部内旋肌肉（包括胸大肌、背阔肌、大圆肌）肌力的下降。

② 请参阅第10页背后举起（Lift-Off）检查，这也是评估肩胛下肌的一项检查。

● 肩关节外旋肌（Shoulder External Rotators）

"SIT"肌：冈上肌、冈下肌、小圆肌（"SIT" Muscles：Supraspinatus，Infraspinatus，Teres Minor）

肌肉检查1（侧方位）：
①患者端坐，手臂位于身体两侧，嘱患者肘关节屈曲至90°，前臂保持中立位，肘部贴于身体一侧，摆动上肢离开身体中线，并做肩关节外旋动作。

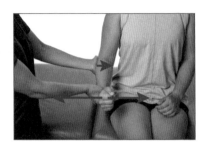

肩关节外旋（侧方位）

② 检查者一只手固定患者肘部，另一只手对其前臂远端施加朝向身体中线的力量，使其肩关节内旋，观察肌力的变化。

肌肉检查2（外展位）：①患者端坐，嘱其肩关节外展90°，同时肘关节屈曲90°，固定肘部做支点，摆动手部朝向天花板，做肩关节外旋动作。

② 检查者一只手固定住患者的肘部，另一只手对其前臂远端施加向下的力量，使其肩关节内旋。

支配动作：肩关节外旋；在肩关节外展时，保持肱骨头在肩关节盂内，避免肩关节脱位。值得注意的是，冈上肌也是肩外展肌。

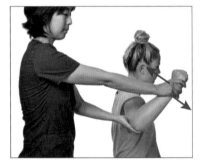

肩关节外旋（外展位）

神经支配：冈上肌和冈下肌：肩胛上神经（C5、C6）。

小圆肌：腋神经（C5、C6）。

起点： 冈上肌：冈上窝。

冈下肌：冈下窝。

小圆肌：肩胛骨外侧缘。

止点： 肱骨大结节。

注意： 如果支配肩部旋转的肌肉无力，可能会出现肩部外旋肌无力的假阳性结果。比如，如果前锯肌无力，检查肩部外旋肌时，检查者应站在患者体侧（上述检查方式1）；如果上斜方肌无力，检查者应在患者外展位下（上述检查方式2）检查肩部外旋肌。

● 肘部屈肌（Elbow Flexors）

肱二头肌（Biceps Brachii）、肱肌（Brachialis）、肱桡肌（Brachioradialis）

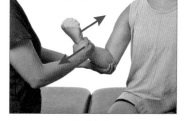

标准体位

肌肉检查： ①患者端坐，肘关节屈曲90°，前臂处于后旋位。

② 检查者一只手固定患者一侧肘关节背侧，另一只手握住其前臂近腕部，然后用力伸展其肘关节。

支配动作： 肱二头肌：肘关节屈曲，前臂旋后，肩关节屈曲。

肱肌：肘关节屈曲。

肱桡肌：肘关节屈曲，前臂由旋前或旋后位恢复至旋前与旋后的中间位。

神经支配： 肱二头肌：肌皮神经（C5、C6）。

肱肌：肌皮神经（C5、C6）、桡神经（C5）。

肱桡肌：桡神经（C6、C7）

起/止点： 肱二头肌短头起点：喙突。肱二头肌长头起点：盂上结节。肱二头肌止点：桡骨粗隆以及肱二头肌腱膜。肱肌起点：

肱骨下半部分的前方。肱肌止点：尺骨冠突。肱桡肌起点：肱骨外上髁上方。肱桡肌止点：桡骨茎突。

注意：为了操作方便、省力，可以采用改良的检查方法。检查者站在端坐的患者一侧，保持自

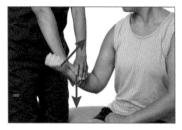

改良体位

己的肘关节完全伸直，并利用自身的体重施加向下的力量，迫使患者肘关节伸直。

● 肱三头肌（Triceps Brachii）

肌肉检查：①患者端坐，上臂位于身体侧方，肘关节屈曲90°，前臂处于后旋位，尝试伸展肘关节。

②检查者一只手支撑住患者肘部，另一只手握住其前臂远端靠近腕关节的位置，然后施加向上的力量，尽量屈曲其肘关节。

支配动作：肘关节伸展。

神经支配：桡神经（C6～C8）。

起点：长头：肩胛骨盂下结节。

内侧头：桡神经沟内下方。

外侧头：桡神经沟外上方。

标准体位

止点：尺骨鹰嘴。

注意：为了操作方便、省力，可以采用改良的检查方法。检查者站在端坐患者一侧，完全伸直自己的肘关节，并用自身的体重对患者前臂远端施加向下的力量，迫使患者肘关节伸展。

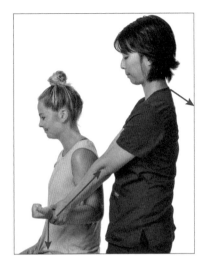

改良体位

● 旋前圆肌（Pronator Teres）

肌肉检查：①嘱患者肘关节屈曲 90°，前臂保持中立位，对抗阻力做前臂旋前动作。

② 检查者一手支撑住患者一侧肘关节，并握住其同侧腕部近端上方，用力将其前臂旋后。

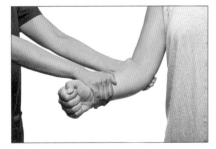

支配动作：前臂旋前。

神经支配：正中神经（C6、C7）

起点：肱骨内上髁。

止点：桡骨中段外侧面。

◉ 桡侧腕屈肌（Flexor Carpi Radialis）

肌肉检查：①嘱患者腕关节屈曲，并外展偏向桡侧。

②检查者一只手固定在患者前臂近端，另一只手用力使其腕关节伸展并偏向尺侧，同时用示指触诊桡侧腕屈肌腱。

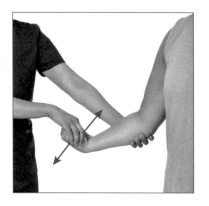

支配动作：腕关节屈曲，并偏向桡侧。

神经支配：正中神经（C6、C7）。

起点：肱骨内上髁。

止点：第2掌骨底。

◉ 尺侧腕屈肌（Flexor Carpi Ulnaris）

肌肉检查：①嘱患者腕关节屈曲，并内收偏向尺侧。

②检查者一只手固定患者前臂近端，另一只手施加力量使其腕关节伸展并偏向桡侧，同时示指触诊尺侧腕屈肌腱。

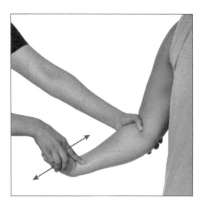

支配动作：腕关节屈曲，并偏向尺侧。

神经支配：尺神经（C7、C8）。

起点：肱骨内上髁。

止点：豌豆骨。

⊙ 桡侧腕长伸肌和桡侧腕短伸肌（Extensor Carpi Radialis Longus and Brevis）

肌肉检查：①患者腕关节伸展，并偏向桡侧，轻轻握拳。

② 检查者握住患者拳头，施加压力使其腕关节屈曲，并偏向尺侧。

支配动作：伸展腕关节，并偏向桡侧。

神经支配：桡神经（C6、C7）。

起点：肱骨外上髁。

止点：桡侧腕长伸肌：第2掌骨底。

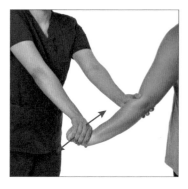

　　　　　桡侧腕短伸肌：第3掌骨底。

注意：检查者应取下手表，以免引起患者不适。

⊙ 指浅屈肌（Flexor Digitorum Superficialis）

肌肉检查：①检查者将患者的示指、环指和小指固定在中指后面，并伸展其掌指关节（MCP）、近指间关节（PIP），远指间关节（DIP）也要伸展，如此即可予以维持固定。

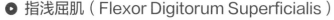

② 嘱患者屈曲中指，但是此时应该注意维持其他手指伸展姿势，此姿势可以阻止DIP屈曲，且阻止任何指深屈肌的动作。

③ 检查者阻抗其中指 PIP 的屈曲动作，施加力量将其伸展。

支配动作：屈曲 MCP 和 PIP，并协助屈曲腕关节和肘关节。

神经支配：正中神经（C7～T1）。

起点：肱骨内上髁、尺骨鹰嘴和桡骨上半段。

止点：第 2～5 指中节指骨两侧。

注意：桡神经支配的腕部伸肌无力时，可能会造成手指屈肌的假性无力，此时需要固定患者腕部于中立位，然后再进行检查。

● 指深屈肌（Flexor Digitorum Profundus）

肌肉检查：①检查者握住患者手指的 PIP，将拇指置于其 PIP 背面，示指和中指置于其近节指骨和中节指骨掌侧。

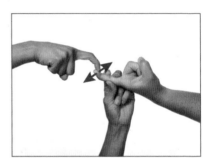

② 嘱患者弯曲手指，此时患者的 DIP 会屈曲，但检查者仍用拇指和示指固定住其 PIP，使其处于伸展位。

③ 检查者施加力量使 DIP 尽量伸直，观察肌力情况。

支配动作：屈曲 MCP、PIP 和 DIP，并协助腕关节屈曲。

神经支配：示指和中指：正中神经的骨间前神经。

环指和小指：尺神经（C7～T1）。

起点：尺骨前内侧面近端 2/3 和骨间膜。

止点：第 2～5 指远节指骨底。

注意：①指深屈肌是屈曲 DIP 的唯一肌肉。

② 桡神经支配的腕部伸肌无力时，可能会造成手指屈肌的假性无力，此时需要固定患者腕部于中立位，然后再进行检查。

⊙ 示指伸肌（Extensor Indicis）

肌肉检查：①嘱患者伸展示指。

②检查者对其示指近节指骨施加力量，使其 MCP 弯曲。

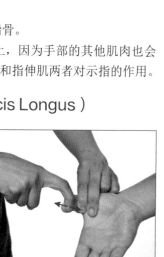

支配动作：伸展示指 MCP、PIP 和 DIP，并辅助腕关节伸展。

神经支配：桡神经的后骨间支（C7、C8）。

起点：尺骨背面及骨间膜背面。

止点：示指伸肌的延伸结构经伸肌被膜连接近节指骨，经中央细带连接到中节指骨，侧束带连接到远节指骨。

注意：①力量需施加在近节指骨上，因为手部的其他肌肉也会伸展 PIP 和 DIP。②很难区分示指伸肌和指伸肌两者对示指的作用。

⊙ 拇长屈肌（Flexor Pollicis Longus）

肌肉检查：①检查者用自己的拇指和示指固定住患者拇指的 MCP。

②检查者使患者的 MCP 处于伸展状态，然后嘱患者屈曲拇指，此时拇指的指间关节（IP）会屈曲。

③检查者在患者拇指的远节指骨施加力量，使其伸展。

支配动作：屈曲拇指的 IP 和 MCP。

神经支配：正中神经的前骨间支（C8、T1），即骨间前神经。

起点：桡骨前面和骨间膜。

止点：拇指远节指骨底。

⊙ 拇长伸肌和拇短伸肌（Extensor Pollicis Longus and Brevis）

肌肉检查： ①嘱患者伸展拇指，手掌平放。

② 检查者对患者拇指近节指骨施加力量，使其拇指向手掌侧靠拢。

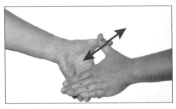

支配动作： 拇长伸肌和拇短伸肌协助伸展拇指的 MCP，单独的拇长伸肌只能伸展拇指的 IP。

神经支配： 正中神经的后骨间支（C7、C8）。

起点： 拇长伸肌：尺骨中段后方和骨间膜。

拇短伸肌：桡骨远端和骨间膜。

止点： 拇长伸肌：拇指远节指骨底。

拇短伸肌：拇指近节指骨底。

⊙ 拇短展肌（Abductor Pollicis Brevis）

肌肉检查： ①嘱患者将手掌面朝上，然后外展拇指。

② 检查者对患者拇指近节指骨施加力量，使其拇指内收指向示指的桡侧。

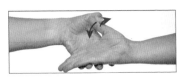

支配动作： 外展拇指，从掌面外展 80°～90°

神经支配： 正中神经（C8、T1）。

起点： 屈肌支持带、手舟骨。

止点： 拇指近节指骨底。

注意： 支配此肌肉的神经位于腕管的远端，如果患者存在腕管综合征，会影响此肌肉的功能。

检查者可能需要协助患者对拇指的摆位，或者用言语提示，例如"拇指朝上，朝向对侧肩部"。

● 拇收肌（Adductor Pollicis）

肌肉检查：①嘱患者拇指靠近示指的桡侧。

② 检查者抓住患者拇指的远端，施加力量让其拇指远离示指。

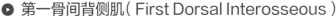

支配动作：内收拇指。

神经支配：尺神经深支（C8、T1）。

斜头起点：头状骨和第 2、3 掌骨。

横头起点：第 2 掌骨。

止点：拇指近节指骨外侧结节及其尺侧籽骨。

注意：也可以用第 45 页的 Froment 征中描述的检查方法。

● 第一骨间背侧肌（First Dorsal Interosseous）

肌肉检查：①嘱咐患者张开五指。

②检查者施加力量使患者示指内收。

支配动作：外展示指，使其离开中指。

神经支配：尺神经深支（C8、T1）。

起点：第 1 掌骨和第 2 掌骨。

止点：示指近节指骨和指背腱膜。

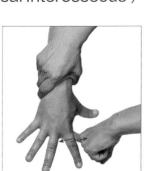

注意：①通常与小指展肌的检查一起进行。

② 因为手部内在肌肉（包括骨间背侧肌）会屈曲 MCP，同时也可以伸展 PIP 和 DIP。外展手指的动作会与桡神经支配的手指的伸肌共同完成，手指的伸肌可以伸展 MCP。因此，如果桡神经病变导致其支配的手指的伸肌无力时，骨间背侧肌会出现假阳性无力现象。此时检查者可以将患者的手部固定，使其 MCP 维

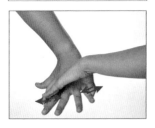

同时进行第一骨背侧肌和小指展肌检查

持伸展状态，可避免此情形。

● 小指展肌（Abductor Digiti Minimi）

肌肉检查： ①嘱患者张开五指。

② 检查者施加力量使患者小指内收。

支配动作： 外展小指，使其离开中指。

神经支配： 尺神经深支（C8、T1）。

起点： 豌豆骨。

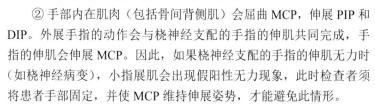

止点： 小指近节指骨内侧基底部和小指伸肌扩张部。

注意：①通常与第一骨间背侧肌一起检查。

② 手部内在肌肉（包括骨间背侧肌）会屈曲 MCP，伸展 PIP 和 DIP。外展手指的动作会与桡神经支配的手指的伸肌共同完成，手指的伸肌会伸展 MCP。因此，如果桡神经支配的手指的伸肌无力时（如桡神经病变），小指展肌会出现假阳性无力现象，此时检查者须将患者手部固定，并使 MCP 维持伸展姿势，才能避免此情形。

骨间掌侧肌（Palmar Interossei）

肌肉检查： ①嘱患者伸直并并拢五指。

② 检查者施加力量拉开患者两侧手指，使其离开中指。

支配动作： 内收示指、环指、小指，使其向中指并拢。

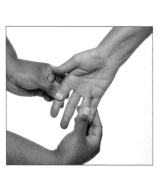

神经支配： 尺神经深支（C8、T1）。

起点： 第 2 掌骨、第 4 掌骨和第 5 掌骨。

止点： 示指、环指和小指近节指骨和指背腱膜。

注意：常见的首字母组合为"DAB PAD"（Dorsal interossei Abduct and Palmar interossei Adduct）（骨间背侧肌外展、骨间掌侧肌内收）。

掌长肌（Palmaris Longus）

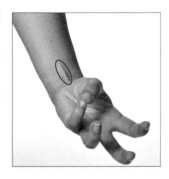

肌肉检查：①嘱患者用拇指触碰小指，然后屈曲腕关节。

② 检查者可以观察到患者皮下明显突起的掌长肌腱。

支配动作：屈曲腕关节，绷紧掌腱膜。

神经支配：正中神经（C7、C8）。

起点：肱骨内上髁。

止点：掌腱膜。

注意：本检查在临床上比较常用，主要目的是判断患者是否有掌长肌腱，正常情况下，约 16% 的人单侧无掌长肌，9% 的人双侧无掌长肌[2]。

下肢（Lower Limbs）

● 髂腰肌（Iliopsoas）

腰大肌和髂肌（Psoas and Iliacus）

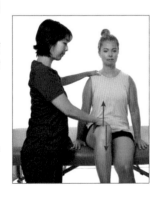

肌肉检查：①患者端坐，膝关节屈曲，嘱患者抬起膝部，如同行军姿势。

② 检查者一手固定住患者肩部前方，另一手对上抬的大腿远端施加向下的力量。

支配动作：屈曲髋关节。

神经支配：股神经（L2 ～ L4）。

起点：腰大肌：腰椎体侧面和横突。
　　　　髂肌：髂窝。

止点：股骨小转子。

◉ 髋部内收肌（Hip Adductors）

大收肌、长收讥和短收肌（Adductor Magnus，Longus and Brevis）

肌肉检查：①患者端坐，嘱患者并拢双膝。

② 检查者将一手放在患者一膝关节内侧，然后施加力量分开双膝，并外展髋关节。

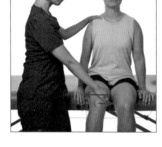

支配动作：内收髋关节。

神经支配：闭孔神经（L2～L4）和胫神经支配大收肌的一部分（L5、S1）。

起点：大收肌：耻骨下支、坐骨支、坐骨结节。

　　　长收肌：耻骨体。

　　　短收肌：耻骨下支。

止点：大收肌：股骨粗线和内上髁收肌结节。

　　　长收肌：股骨粗线。

　　　短收肌：股骨粗线。

注意：可以内收髋关节的肌肉还包括耻骨肌、股薄肌、闭孔内肌和闭孔外肌。

◉ 髋部外展肌（Hip Adbuctors）

阔筋膜张肌、臀中肌和臀小肌（Tensor Fascia Lata，Gluteus Medius and Minimus）

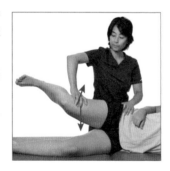

肌肉检查：①患者侧卧，然后嘱患者外展下肢。

② 检查者一只手置于患者髋部予以固定，另一只手放在大腿的远端，向下施加力量将大腿压向身体中线。

支配动作：外展和内旋髋关节。

神经支配：臀上神经（L4～S1）。

起点：阔筋膜张肌（TFL）：髂前上棘。

臀中肌：髂骨翼外侧面。

臀小肌：髂骨翼外侧面。

止点：阔筋膜张肌（TFL）：髂胫束。

臀中肌：股骨大转子。

臀小肌：股骨大转子。

注意：做检查时，首先检查者应先稳定住患者骨盆，保持检查动作在垂直平面上进行，避免髋部的屈肌代替髋部外展肌发挥作用。

● 髋部内旋肌（Hip Internal Rotators）

阔筋膜张肌、闭孔内肌、臀中肌和臀小肌（Tensor Fascia Lata，Obturator Internus，Gluteus Medius and Minimus）

肌肉检查：①患者端坐，嘱患者双膝关节靠近并拢，同时双踝关节向外侧展开，双侧髋关节呈内旋姿势。

② 检查者双手分别放在患者两侧踝关节外侧，用力使双踝关节向身体中线靠拢。

支配动作：内旋和外展髋关节。

神经支配：臀上神经（L4～S1），支配闭孔内肌的神经（L5～S2）。

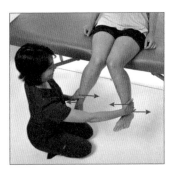

起点：阔筋膜张肌（TFL）：髂前上棘。

闭孔内肌：闭孔膜内面及其周围骨面。

臀中肌：髂骨翼外侧面。

臀小肌：髂骨翼外侧面。

止点： 阔筋膜张肌（TFL）：髂胫束。

闭孔内肌：股骨转子窝。

臀中肌：股骨大转子。

臀小肌：股骨大转子

● 股四头肌（Quadriceps femoris）

股直肌、股外侧肌、股中间肌和股内侧肌（Rectus Femoris，Vastus Lateralis，Intermedius and Medialis）

肌肉检查： ①患者端坐，双髋和双膝屈曲 90°，然后嘱患者伸展膝关节。

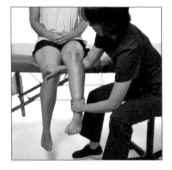

②检查者一上肢经患者一侧膝关节后方，将手部和腕部放在患者另一侧膝关节前方；另一只手握住患者的踝部，并使自己的肘部置于膝部内下方，起到稳定作用。

③嘱咐患者伸展膝关节，检查者一只手用力阻抗其膝关节伸展动作，试着用力使其膝关节屈曲，必要时可前倾身体，用体重对抗其膝关节的伸展。

支配动作： 伸展膝关节，同时股直肌可以协助髋关节完成屈曲动作。

神经支配： 股神经（L2～L4）。

起点： 股直肌：髂前下棘（ASIS）。

股外侧肌：股骨粗线。

股中间肌：股骨体。

股内侧肌：股骨粗线。

止点： 髌骨和胫骨粗隆（通过髌韧带）。

注意： 考虑到股四头肌是非常强壮的肌群，准确的姿势摆放是抵抗肌肉力量完成检查的重要环节。

● 腿后群肌（Hamstrings）

股二头肌、半膜肌和半腱肌（Biceps Femoris，Semimembranosus and Semitendinosus）

肌肉检查： ①患者端坐或者俯卧，然后屈曲膝关节。

② 检查者握住患者踝部，用力使其膝关节伸展。

支配动作： 主要为屈曲膝关节和伸展髋关节。

神经支配： 胫神经（L5～S2），支配股二头肌短头的腓总神经（L5～S2）。

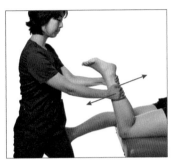

起点： 股二头肌长头：坐骨结节；短头：股骨粗线。

　　　　半腱肌：坐骨结节。

　　　　半膜肌：坐骨结节。

止点： 股二头肌：腓骨头。

　　　　半腱肌：胫骨上端内侧面。

　　　　半膜肌：胫骨内侧髁后面。

● 胫骨前肌（Tibialis Anterior）

肌肉检查： ① 患者踝关节背屈，然后将足跟放在地板上，或者检查者用一只手呈杯状包裹其足跟。

② 检查者另一只手放在其足部背侧远端，并对其施加向下的力量，使其踝关节跖屈。

支配动作： 踝关节的背屈和内翻动作。

神经支配： 腓深神经（L4～S1）。

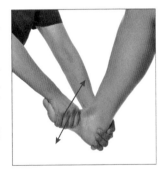

起点：胫骨外侧面。

止点：内侧楔骨内侧面和第 1 跖骨底。

注意：检查者在检查时，可以触诊患者胫骨前肌的肌腱张力，以便与其他踝部背屈肌区分。

◉ 胫骨后肌（Tibialis Posterior）

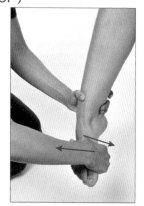

肌肉检查：①令患者踝关节跖屈，足趾向下向内，使足部内翻。

② 检查者一只手放在患者外踝的上方，支撑住小腿外侧远端，另一只用力握住足部使其外翻。

支配动作：跖屈和内翻踝关节。

神经支配：胫神经（L4 ～ S2）。

起点：胫骨、腓骨及小腿骨间膜的后面。

止点：足舟骨粗隆和楔骨。

注意：做检查时，注意观察胫骨前肌的收缩情况，以确保足背屈肌未发生收缩。

◉ 腓骨长肌和腓骨短肌（Peroneus Longus and Brevis）

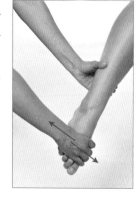

肌肉检查：①令患者踝关节跖屈，外翻足部（检查者指令为"将您的足趾朝外朝下"）。

② 检查者一只手抓住踝关节上方的小腿远端，另一只手抓住其足部远端，用力使足部内翻。

支配动作：跖屈和外翻踝关节。

神经支配：腓浅神经（L4 ～ S2）。

起点：腓骨外侧。

止点：腓骨长肌：第 1 跖骨底和内侧楔骨。

腓骨短肌：第 5 跖骨粗隆。

注意：在此项肌肉检查时，注意脚趾不要伸展。

● 跚长屈肌（Flexor Hallucis Longus）

肌肉检查：①患者保持跚趾跖屈。

② 检查者将自己的拇指放在患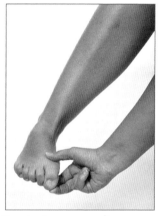者第 1 跖趾关节（MTP）背侧，作为支点，将示指和中指放在其足趾的底侧，用力将患者跚趾伸展。

支配动作：跖屈跚趾 MTP 和 IP。

神经支配：胫神经（L5 ~ S3）。

起点：腓骨后下 2/3 及其骨间膜。

止点：跚趾远节趾骨底。

● 跚长伸肌（Extensor Hallucis Longus）

肌肉检查：①患者跚趾伸展。

② 检查者将自己的示指和中指放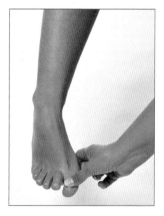在患者足底球形跖垫上，以此作为支点，拇指对患者的近节趾骨施加向下的力量，屈曲跚趾。

支配动作：伸展跚趾 MTP 和 IP。

神经支配：腓浅神经（L4 ~ S1）。

起点：腓骨内侧面下 2/3 及骨间膜。

止点：跚趾远节趾骨底。

注意：检查过程中应避免对患者趾甲施加压力，以免引起患者不舒服。

● 腓肠肌和比目鱼肌（Gastrocnemius and Soleus）

直立检查：①患者单腿站立，另一条腿足部离开地面，膝关节呈屈曲状。

② 检查者扶住患者上肢予以支撑，嘱患者用站立侧足底跖垫将身体做上下运动 5～20 次。

端坐检查：①患者端坐，髋关节和膝关节分别屈曲 90°，嘱患者前足部平放在地面上，同时抬高足跟约 3cm。

② 检查者对患者膝部施加向下的力量，试着使其足跟着地，如果患者踝关节肌肉力量正常，检查者无法完成下压动作。

支配动作：腓肠肌：跖屈踝关节，屈曲膝关节。

比目鱼肌：跖屈踝关节。

支配神经：胫神经（L5～S2）。

起点：腓肠肌内侧头：股骨内上髁；外侧头：股骨外上髁。

比目鱼肌：胫骨、腓骨上端。

止点：跟骨结节。

注意：①对于只是轻微肌肉无力的患者，可采用直立检查，可能需要患者做 20 次小腿抬高动作，才会出现肌肉无力情况。同时，记录患者完成的小腿抬高次数，并与对侧

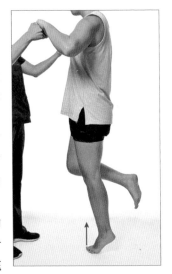

直立位

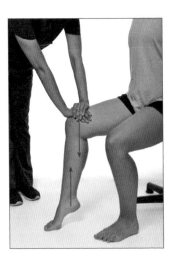

端坐位

比较。②进行端坐检查时，患者足跟离地距离不要超过3cm，以免发生踝部损伤。

参考文献

[1] Beasley WC. Quantitative muscle testing: principles and applications to research and clinical services. *Arch Phys Med Rehabil*, 1961, 42: 398-425.

[2] Thompson NW, Mockford BJ, Cran GW. Absence of the palmaris longus muscle: a population study. *Ulster Med J*, 2001, 70(1): 22-24.

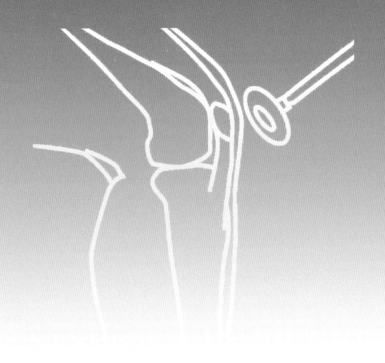

第3章

反射检查

简介（Introduction）

对于临床医师来说，准确检查神经反射的临床技巧，对于诊断上运动神经元病变、下运动神经元病变和全身系统性神经病变十分重要。由于肌肉相互抑制的生理学原理，使拮抗肌放松至关重要，如果拮抗肌活跃，则激动肌受到抑制。这可能就像在进行上肢反射检查时将前臂支撑在中立位一样简单。让患者在检查期间放松对于获得良好的反射至关重要，但由于患者通常希望协助检查者而适得其反。嘱咐患者尽量让肢体"松弛"或"松软"或"像果冻一样"，可能会有所帮助。Jendrassik 操作（第 164 页）也可能有助于分散患者的注意力并引出反射。做反射检查时，主要是检查患者神经反射的不对称，如果发现不对称，表明发生病变。在细微不对称的情况下，可能很难确定是特定反射异常减弱还是对侧反射异常增强。在这种情况下，神经反射检查必须结合患者病史和体格检查结果进行评估。

最后，作者建议使用长而重的反射锤进行检查，并且锤头有一个宽大表面。轻巧握住检查锤，与锤头有段距离，并利用检查锤本身的重量来辅助敲击时的摆动。

深层肌腱/肌肉牵张反射的分级（Grading Deep Tendon/Muscle Stretch Reflexes）

患者必须放松并保持正确体位。用力不足时可能会导致拉伸不足，不能达到最强的反射反应。使用反射锤时以适当的力才可能引起最强的反射反应，并且注意前后一致；必须与对侧和身体所引发的其他反射相比较。检查者还必须观察反射从一个神经根传导到另一个神经根的情况。例如，当诱发 C5（肱二头肌）反射时，肘关节屈曲是适当反应，但若腕关节也发生伸展，这表明反射同时增加了 C6 的传出信号成分。这种现象提示反射亢进，可能是病理性的。使用 Jendrassik 操作（第 164 页）也可能有助于提高诱发反射的效果。

等级	肌肉反应
0	无反射
1+	反射减弱
2+	正常
3+	反射亢进，但无肌阵挛；活跃
4+	反射亢进，有肌阵挛（记录肌肉收缩或持续阵挛次数）

记录反射的常规方法（Conventional Method of Documenting Reflexes）

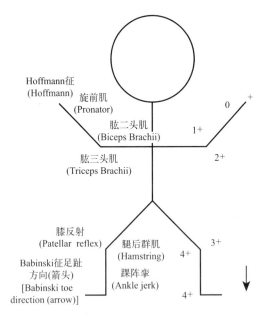

上肢反射（Upper Limb Reflexes）

● 肱二头肌（C5）反射（Biceps Reflex）

反射检查： ①患者将上肢放松地垂于身侧，如果采用坐立位，可以把手放在检查台上。

② 检查者将自己一只手的手指放在患者的肱二头肌腱上，另一只手拿着反射锤敲击手指。

观察： 肘关节屈曲或肱二头肌收缩。

传出神经： C5、C6、肌皮神经。

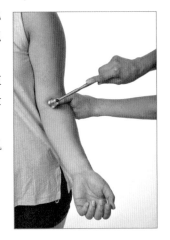

● 肱桡肌（C6）反射（Brachioradialis Reflex）

反射检查： ①患者上肢放松，肘关节可以适当屈曲。

② 检查者用反射锤轻敲患者肱桡肌腱（大约在前臂远端 1/3 处绕过桡骨）。

观察： 肘关节屈曲时肱桡肌收缩。

传出神经： C6、桡神经。

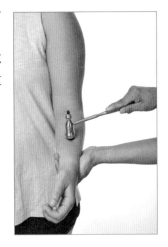

◉ 桡侧腕伸肌（C6）反射（Extensor Carpi Radialis Reflex）

反射检查：①患者上肢放松，自然地垂在身侧，如采取坐位，将手置于检查台上，掌面朝下。

② 检查者用反射锤轻敲患者前臂近端外侧的桡侧腕伸肌腱（大体在肱骨外上髁的稍远端）。

观察：腕关节伸展。

传出神经：C5、C6、C7、桡神经。

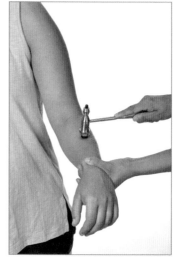

◉ 旋前圆肌（C6）反射（Pronator Teres Reflex）

反射检查：①患者端坐，前臂置于中立位，肘关节适度屈曲，同时拇指朝上。

② 检查者用反射锤轻敲患者桡骨远端（大概在腕部到肘部皱褶连线的 1/3 处）。

观察：前臂旋前，或旋前圆肌收缩。

传出神经：C6、C7、正中神经。

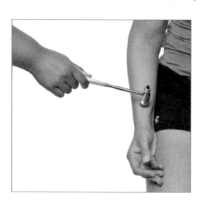

● 肱三头肌（C7）反射（Triceps Reflex）

反射检查：①检查者一只手固定在患者上臂近肘关节处，令其上肢被动外展，使肘关节屈曲，前臂可以自由摆动。

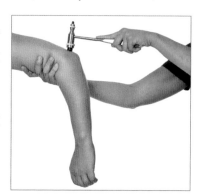

② 检查者用反射锤轻敲患者肱三头肌腱（位于鹰嘴的止端附近）。

观察：肘关节伸展。

传出神经：C7、桡神经。

● 指屈肌（C8/T1）反射（Finger Flexors Reflex）

反射检查：①检查者将患者前臂放在检查台上或膝关节上。

② 检查者用手指掌对掌抵住患者的手指，约在患者PIP部位，让患者手指轻轻屈曲。

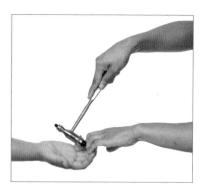

③ 然后检查者用反射锤轻敲自己手指的背侧。

观察：手指屈曲。

传出神经：示指和中指：C8/T1、正中神经。

　　　　　　环指和小指：C8/T1、尺神经。

下肢反射（Lower Limb Reflexes）

● 内收肌（L3）反射（Adductor Reflex）

反射检查：①患者取仰卧或端坐位，双下肢自然垂放。

② 检查者用反射锤轻敲患者大腿内侧远端的内收肌腱。

观察：髋关节内收。

传出神经：L3、闭孔神经。

注意：如果检查者轻敲患者髌腱或内收肌腱时，引起对侧髋关节出现内收反应，这是反射亢进的例子，称为交叉内收肌反射，这提示可能存在上运动神经元病变。

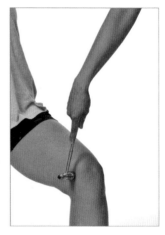

● 膝（L4）反射（Patellar Reflex）

反射检查：①患者端坐在检查台旁，双腿自然垂放在检查台边缘，膝关节适度屈曲。

② 检查者用反射锤轻敲患者髌骨下缘的髌腱。

观察：股四头肌收缩，膝关节伸展。

传出神经：L3、L4、股神经。

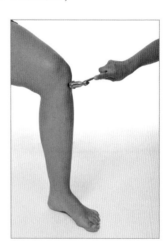

● 内侧腿后群肌（L5）反射（Medial Hamstring Reflex）

反射检查：①患者端坐在检查台上，足部放置在地板或者凳子上。

② 检查者用手指按压在患者内侧腿后群肌（半膜肌和半腱肌）的肌腱上，然后用反射锤轻敲自己手指。

观察：膝关节屈曲和（或）用手指感受其下方的内侧腿后群肌的紧张收缩。

传出神经：L5、胫神经。

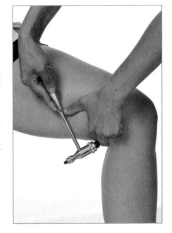

● 踝阵挛（S1）反射（Ankle Jerk Reflex）

反射检查：①患者端坐在检查台上，足部平放在地面上。

② 检查者用反射锤轻敲患者足跟跟腱。

观察：当腓肠肌和比目鱼肌收缩时，足跟离地，且踝关节跖屈。

传出神经：L5、S1、胫神经。

注意：根据肌肉相互抑制的原理，建议测试时将患者双脚平放在地板上。当在不能被动背屈的位置测试踝阵挛反射时，由于胫骨前肌能抑制腓肠肌和比目鱼肌收缩，患者更易激活胫骨前肌。

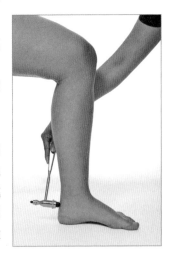

● 外侧腿后群肌（S1）反射（Lateral Hamstring Reflex）

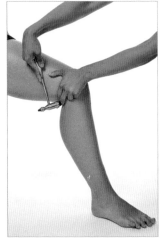

反射检查：①患者端坐在检查台上，足部置于地板上或凳子上。

② 检查者用手指压住患者外侧腿后群肌的肌腱（股二头肌），用反射锤轻敲自己的手指。

观察：膝关节屈曲和（或）者用手指感受外侧腿后群肌的紧张收缩。

传出神经：S1、S2、胫神经和腓神经。

其他（Miscellaneous）

● 巴宾斯基征（Babinski's Sign）

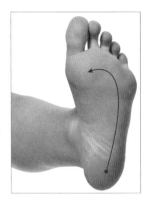

反射检查：①嘱咐患者放松足部。

② 检查者从患者足跟外侧缘起，沿着图示方向轻轻划过。

观察：如果患者出现踇趾伸展，同时其他足趾张开，表示巴宾斯基征阳性。本检查也被称为伸肌反应或足趾上扬反应。通常情况下，对于 12 个月以下的小儿，此反应为正常情况，但对于年龄大于 12 个月的，此反应则提示有上运动神经元病变。

注意：①对于年龄大于 12 个月的患者，做以上检查时的正常反应为踇趾屈曲，此反应也称为屈肌反应或足趾向下反应。

② 如果划过足底后未观察到足趾的任何动作，则称为"无反应"。

③ 如果患者的足趾动作不明显或动作不连贯时，此反应"意义不清"。

④ 参考查多克征和奥本海姆征。

● 查多克征（Chaddock's Sign）

反射检查： ①嘱咐患者放松足部。

② 检查者从患者足跟后外侧向前，沿着图示方向划过外踝下方的皮肤。

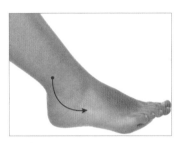

观察： 如果患者出现蹬趾伸展，此即为查多克征。本检查与巴宾斯基征相似，有时也称为伸肌反应或足趾上扬反应。

注意： ①对于年龄大于 12 个月的患者，做以上检查时出现的正常反应为蹬趾屈曲，此反应也称为屈肌反应或足趾向下反应。

② 参考巴宾斯基征和奥本海姆征。

● 奥本海姆征（Oppenheim's Sign）

反射检查： ①嘱咐患者放松足部。

② 检查者从患者胫骨远端 2/3 处开始，从上向下，沿着图示方向用力划过患者胫骨内侧的皮肤。

观察： 如果患者出现蹬趾伸展，此即为奥本海姆征。本检查与巴宾斯基征类似，也被称为伸肌反应或足趾上扬反应。

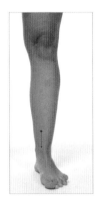

注意： ①对于年龄大于 12 个月的患者，做以上检查时出现的正常反应为蹬趾屈曲，此反应也称为屈肌反应或足趾向下反应。

② 参考巴宾斯基征和查多克征。

● 霍夫曼征（Hoffmann's Sign）

反射检查：①嘱患者放松手部，同时手掌面朝下。

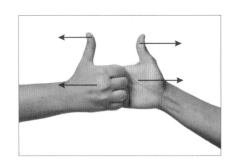

② 检查者用拇指和示指夹住患者中指远节指骨，对 MCP 做被动屈曲伸展动作，对 IP 做被动屈曲动作。

③ 检查者从远端朝近端方向，用拇指划过患者中指顶端。

阳性结果：拇指或者其他手指出现屈曲动作。

注意：如果患者出现一侧反应阳性，往往提示为上运动神经元病变，但并非一定如此。注意一定要评估比较两侧的反应。

瓦滕贝格征（Wartenberg's Sign）

反射检查：①检查者和患者手指屈曲互扣，同时患者拇指向上。

② 如图示，检查者和患者用力朝相反的方向牵拉，嘱咐患者保持拇指朝上。

阳性结果：即使检查者反复提醒，患者拇指也出现屈曲动作。

结果解释：提示脑部或 C8 以上的上运动神经元病变。

● 颌反射（Jaw Jerk Reflex）

反射检查：①患者端坐或仰卧，口微微张开。

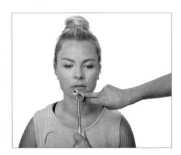

② 检查者将手指水平放在患者下巴上，然后用反射锤敲击自己的手指。

阳性结果：下颌略微张开。

结果解释：提示脑桥以上部位的上运动神经元病变。

● 掌颏反射（Palmomental Reflex）

反射检查：检查者用指甲搔抓患者的掌心。

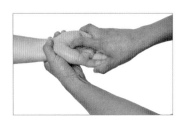

阳性结果：同侧下颌或下唇抽搐。

结果解释：可能是正常反应，但也可能提示同侧大脑（额叶）病变。

注意：通常（但未必一定是）有上运动神经元病变，一定要评估两侧的反应情况。

眉心反射（Glabellar Reflex）

反射检查：检查者轻轻敲打患者前额中线 5 ～ 10 次，反复多次敲打后，患者眨眼动作消失。

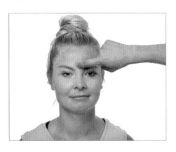

阳性结果：反复多次敲打后，患者继续眨眼，无法抑制眨眼动作。

结果解释：这是一种原始反射，对于一些神经退行性疾病、帕金森病、额叶病变的患者，往往会出现阳性结果。持续存在的眨眼动作称为 Myerson 征。

● 鼻口部反射（Snout Reflex）

反射检查：检查者用手指轻轻敲打患者上唇 3 ~ 5 次。

阳性检查：患者出现撅嘴动作。

结果解释：常见于额叶功能障碍的成年人。

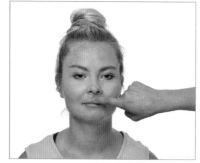

Jendrassik操作法（Jendrassik's Maneuver）

肌肉的自主收缩可以通过分散注意力的方式，促进临床检查神经反射动作的发生。Jendrassik 操作法最初被用来促进股四头肌反射的发生。

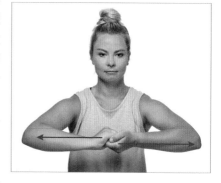

操作方法：①嘱咐患者将一侧手指弯曲扣到另一只手的手指上并拉动。

② 检查者试图以正常方式引起反射。

观察：随着中枢神经系统感觉输入阈值的降低，反射动作往往更明显。

注意：这是一种可以促进正常受试者任何反射的操作技术，并不是指示神经病变的检查方法。

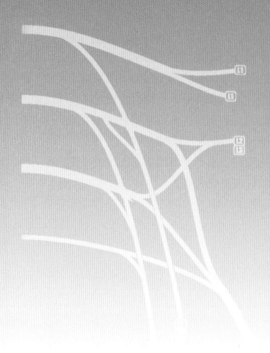

第4章

周围神经检查

简介（Introduction）

　　检查特定的周围神经所支配的肌肉和皮肤有助于确定神经疾病的受累程度、病因和诊断。这些检查还可以帮助区分周围神经根性疾病与神经丛性疾病，区分特定肌节或皮节的疾病，或区分上运动神经元疾病与下运动神经元疾病。

　　本章主要讲述的是最常用的周围神经检查的皮肤和肌肉支配说明。特定的肌肉检查见第 2 章。

周围神经和脊神经根（正面分布）[Peripheral Nerves and Spinal Roots（Anterior Distribution）] ❶

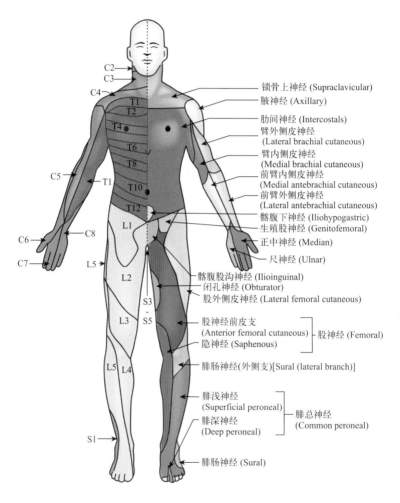

锁骨上神经 (Supraclavicular)
腋神经 (Axillary)
肋间神经 (Intercostals)
臂外侧皮神经 (Lateral brachial cutaneous)
臂内侧皮神经 (Medial brachial cutaneous)
前臂内侧皮神经 (Medial antebrachial cutaneous)
前臂外侧皮神经 (Lateral antebrachial cutaneous)
髂腹下神经 (Iliohypogastric)
生殖股神经 (Genitofemoral)
正中神经 (Median)
尺神经 (Ulnar)
髂腹股沟神经 (Ilioinguinal)
闭孔神经 (Obturator)
股外侧皮神经 (Lateral femoral cutaneous)
股神经前皮支 (Anterior femoral cutaneous) ┐
隐神经 (Saphenous) ┘ 股神经 (Femoral)
腓肠神经(外侧支)[Sural (lateral branch)]
腓浅神经 (Superficial peroneal) ┐
腓深神经 (Deep peroneal) ┘ 腓总神经 (Common peroneal)
腓肠神经 (Sural)

---

❶ 为了简化图中所示，英语词组中均简略了 "nerve"，后文亦是如此处理。

周围神经和脊神经根（背面分布）[Peripheral Nerves and Spinal Roots（Posterior Distribution）]

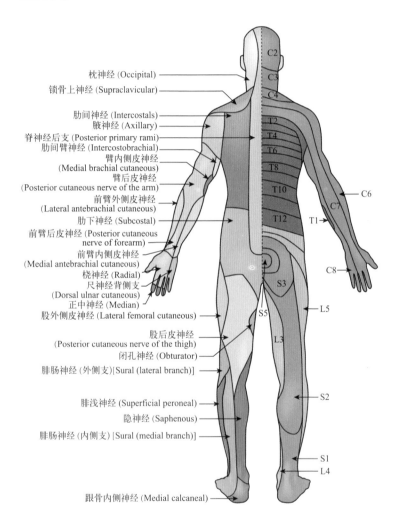

枕神经 (Occipital)

锁骨上神经 (Supraclavicular)

肋间神经 (Intercostals)

腋神经 (Axillary)

脊神经后支 (Posterior primary rami)

肋间臂神经 (Intercostobrachial)

臂内侧皮神经
(Medial brachial cutaneous)

臂后皮神经
(Posterior cutaneous nerve of the arm)

前臂外侧皮神经
(Lateral antebrachial cutaneous)

肋下神经 (Subcostal)

前臂后皮神经 (Posterior cutaneous nerve of forearm)

前臂内侧皮神经
(Medial antebrachial cutaneous)

桡神经 (Radial)

尺神经背侧支
(Dorsal ulnar cutaneous)

正中神经 (Median)

股外侧皮神经 (Lateral femoral cutaneous)

股后皮神经
(Posterior cutaneous nerve of the thigh)

闭孔神经 (Obturator)

腓肠神经 (外侧支) [Sural (lateral branch)]

腓浅神经 (Superficial peroneal)

隐神经 (Saphenous)

腓肠神经 (内侧支) [Sural (medial branch)]

跟骨内侧神经 (Medial calcaneal)

C2
C3
C4
T2
T4
T6
T8
T10
T12
C6
C7
T1
C8
S3
S5
L5
L3
S2
S1
L4

上肢（Upper Limbs）

臂丛（Brachial plexus）

神经根 (Roots)	神经干 (Trunks)	神经股 (Divisions)	神经束 (Cords)	神经支 (Branches)

肩胛背神经(Dorsal scapular nerve)
菱形肌(Rhomboideus)
肩胛提肌(Levator scapulae)

锁骨下神经
(Nerve to subclavius)

肩胛上神经(Subscapular nerve)
冈上肌(Supraspinatus)
冈下肌(Infraspinatus)

胸长神经(Long thoracic nerve)
前锯肌(Serratus anterior)

上干(Upper)
中干(Middle)
下干(Lower)

外侧束(Lateral)
后束(Posterior)
内侧束(Medial)

肌皮神经(Musculocutaneous nerve)
腋神经(Axillary nerve)
桡神经(Radial nerve)
正中神经(Median nerve)
尺神经(Ulnar nerve)

胸外侧神经(Lateral pectoral nerve)
胸大肌(Pectoralis major)
胸小肌(Pectoralis minor)

臂内侧皮神经(Medial brachial cutaneous nerve)
前臂内侧皮神经(Medial antebrachial cutaneous nerve)
胸内侧神经(Medial pectoral nerve)
胸大肌(Pectoralis major)
胸小肌(Pectoralis minor)

肩胛下神经下支(Lower subscapular nerve)
肩胛下肌(Subscapularis)
大圆肌(Teres major)
胸背神经(Thoracodorsal nerve)
背阔肌(Latissimus dorsi)
肩胛下神经上支(Upper subscapular nerve)
肩胛下肌(Subscapularis)

① 前(Anterior)
② 后(Posterior)

C5　C6　C7　C8　T1

肌皮神经（Musculocutaneous Nerver）

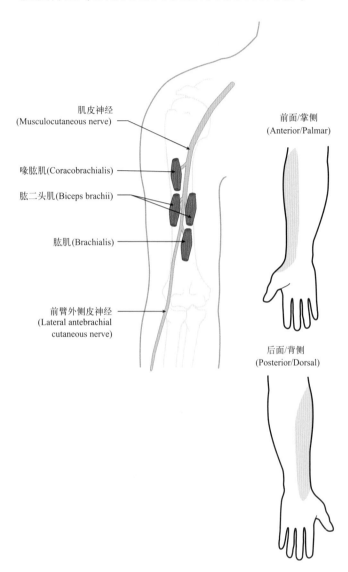

肌皮神经
(Musculocutaneous nerve)

喙肱肌(Coracobrachialis)

肱二头肌(Biceps brachii)

肱肌(Brachialis)

前臂外侧皮神经
(Lateral antebrachial
cutaneous nerve)

前面/掌侧
(Anterior/Palmar)

后面/背侧
(Posterior/Dorsal)

正中神经（Median Nerve）

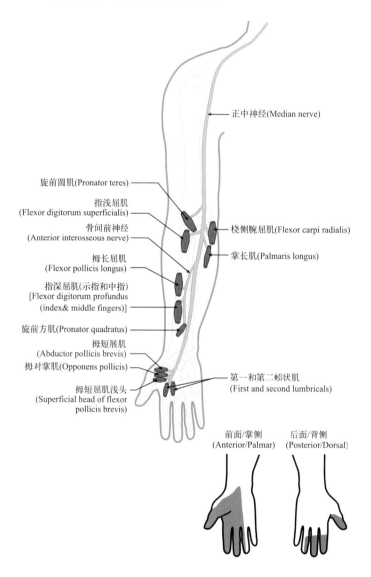

正中神经(Median nerve)

旋前圆肌(Pronator teres)

指浅屈肌
(Flexor digitorum superficialis)

骨间前神经
(Anterior interosseous nerve)

桡侧腕屈肌(Flexor carpi radialis)

拇长屈肌
(Flexor pollicis longus)

掌长肌(Palmaris longus)

指深屈肌(示指和中指)
[Flexor digitorum profundus
(index& middle fingers)]

旋前方肌(Pronator quadratus)

拇短展肌
(Abductor pollicis brevis)

拇对掌肌(Opponens pollicis)

第一和第二蚓状肌
(First and second lumbricals)

拇短屈肌浅头
(Superficial head of flexor
pollicis brevis)

前面/掌侧
(Anterior/Palmar)

后面/背侧
(Posterior/Dorsal)

桡神经和腋神经（Radial and Axillary Nerves）

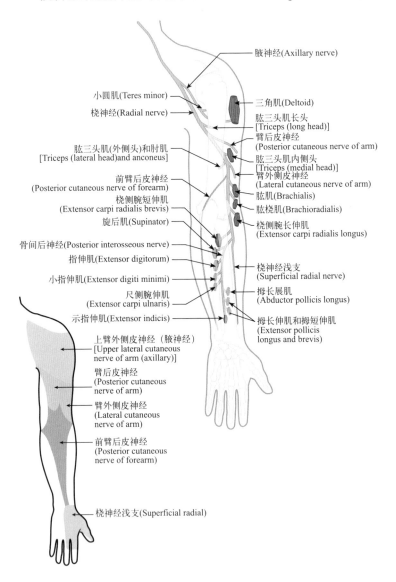

腋神经(Axillary nerve)

小圆肌(Teres minor)

三角肌(Deltoid)

桡神经(Radial nerve)

肱三头肌长头
[Triceps (long head)]

臂后皮神经
(Posterior cutaneous nerve of arm)

肱三头肌（外侧头）和肘肌
[Triceps (lateral head)and anconeus]

肱三头肌内侧头
[Triceps (medial head)]

前臂后皮神经
(Posterior cutaneous nerve of forearm)

臂外侧皮神经
(Lateral cutaneous nerve of arm)

桡侧腕短伸肌
(Extensor carpi radialis brevis)

肱肌(Brachialis)

旋后肌(Supinator)

肱桡肌(Brachioradialis)

桡侧腕长伸肌
(Extensor carpi radialis longus)

骨间后神经(Posterior interosseous nerve)

指伸肌(Extensor digitorum)

桡神经浅支
(Superficial radial nerve)

小指伸肌(Extensor digiti minimi)

拇长展肌
(Abductor pollicis longus)

尺侧腕伸肌
(Extensor carpi ulnaris)

示指伸肌(Extensor indicis)

拇长伸肌和拇短伸肌
(Extensor pollicis
longus and brevis)

上臂外侧皮神经（腋神经）
[Upper lateral cutaneous
nerve of arm (axillary)]

臂后皮神经
(Posterior cutaneous
nerve of arm)

臂外侧皮神经
(Lateral cutaneous
nerve of arm)

前臂后皮神经
(Posterior cutaneous
nerve of forearm)

桡神经浅支(Superficial radial)

尺神经（Ulnar Nerve）

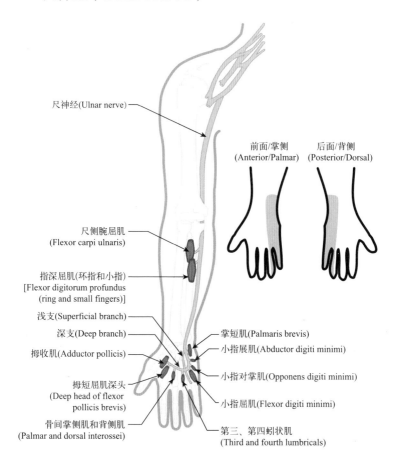

尺神经(Ulnar nerve)

前面/掌侧
(Anterior/Palmar)

后面/背侧
(Posterior/Dorsal)

尺侧腕屈肌
(Flexor carpi ulnaris)

指深屈肌(环指和小指)
[Flexor digitorum profundus
(ring and small fingers)]

浅支(Superficial branch)

深支(Deep branch)

拇收肌(Adductor pollicis)

拇短屈肌深头
(Deep head of flexor
pollicis brevis)

骨间掌侧肌和背侧肌
(Palmar and dorsal interossei)

掌短肌(Palmaris brevis)

小指展肌(Abductor digiti minimi)

小指对掌肌(Opponens digiti minimi)

小指屈肌(Flexor digiti minimi)

第三、第四蚓状肌
(Third and fourth lumbricals)

皮节分布检查的临床体表标志（Clinical Landmarks for Dermatome Examination）

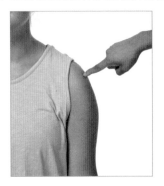

C4：肩锁关节的顶端

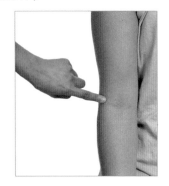

C5：肘窝外侧，肘横纹近端

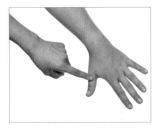

C6：拇指近节指骨背侧

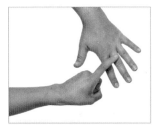

C7：中指近节指骨背侧

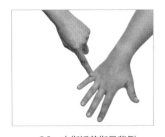

C8：小指近节指骨背侧

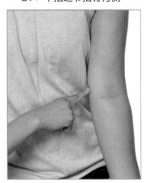

T1：肘窝内侧（尺侧），肱骨内侧髁近端

下肢（Lower Limbs）

腰骶丛（Lumbosacral Plexus）

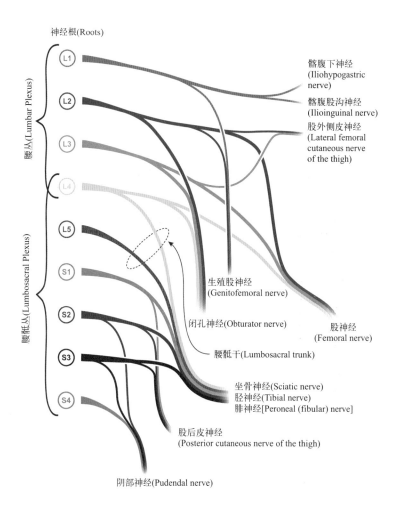

神经根(Roots)

腰丛(Lumbar Plexus)

腰骶丛(Lumbosacral Plexus)

L1
L2
L3
L4
L5
S1
S2
S3
S4

髂腹下神经
(Iliohypogastric nerve)

髂腹股沟神经
(Ilioinguinal nerve)

股外侧皮神经
(Lateral femoral cutaneous nerve of the thigh)

生殖股神经
(Genitofemoral nerve)

闭孔神经(Obturator nerve)

腰骶干(Lumbosacral trunk)

股神经
(Femoral nerve)

坐骨神经(Sciatic nerve)
胫神经(Tibial nerve)
腓神经[Peroneal (fibular) nerve]

股后皮神经
(Posterior cutaneous nerve of the thigh)

阴部神经(Pudendal nerve)

股神经（Femoral Nerve）

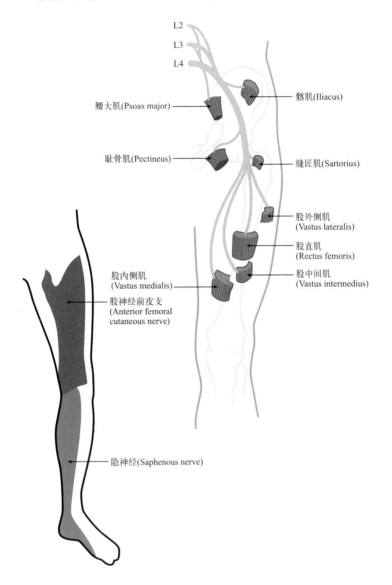

L2
L3
L4

腰大肌(Psoas major)

耻骨肌(Pectineus)

髂肌(Iliacus)

缝匠肌(Sartorius)

股外侧肌
(Vastus lateralis)

股直肌
(Rectus femoris)

股中间肌
(Vastus intermedius)

股内侧肌
(Vastus medialis)

股神经前皮支
(Anterior femoral
cutaneous nerve)

隐神经(Saphenous nerve)

闭孔神经（Obturator Nerve）

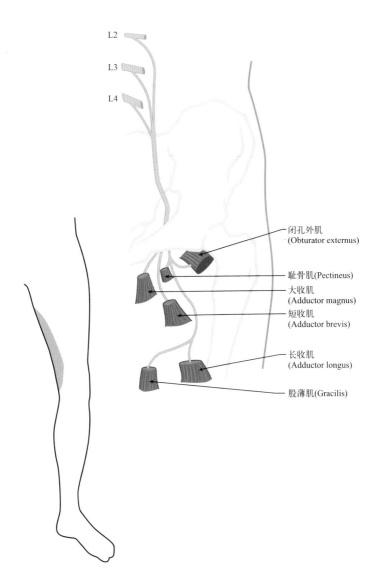

L2

L3

L4

闭孔外肌
(Obturator externus)

耻骨肌(Pectineus)

大收肌
(Adductor magnus)

短收肌
(Adductor brevis)

长收肌
(Adductor longus)

股薄肌(Gracilis)

腓神经 [Peroneal (Fibular) Nerve]

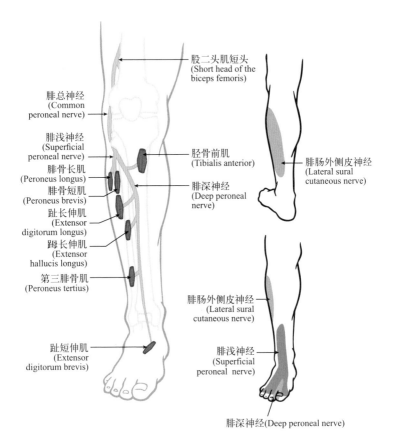

股二头肌短头
(Short head of the biceps femoris)

腓总神经
(Common peroneal nerve)

腓浅神经
(Superficial peroneal nerve)

腓骨长肌
(Peroneus longus)

腓骨短肌
(Peroneus brevis)

趾长伸肌
(Extensor digitorum longus)

踇长伸肌
(Extensor hallucis longus)

第三腓骨肌
(Peroneus tertius)

趾短伸肌
(Extensor digitorum brevis)

胫骨前肌
(Tibialis anterior)

腓深神经
(Deep peroneal nerve)

腓肠外侧皮神经
(Lateral sural cutaneous nerve)

腓肠外侧皮神经
(Lateral sural cutaneous nerve)

腓浅神经
(Superficial peroneal nerve)

腓深神经(Deep peroneal nerve)

胫神经 (Tibial Nerve)

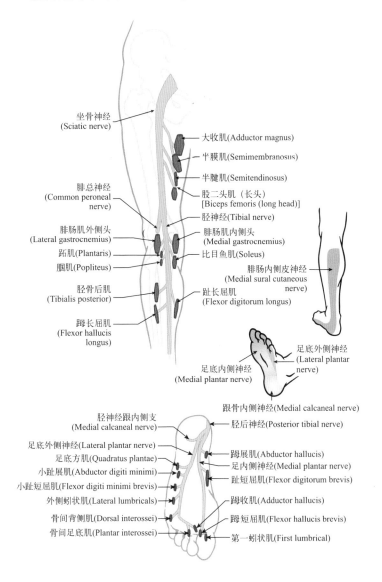

坐骨神经
(Sciatic nerve)

大收肌(Adductor magnus)

半膜肌(Semimembranosus)

半腱肌(Semitendinosus)

股二头肌（长头）
[Biceps femoris (long head)]

腓总神经
(Common peroneal nerve)

胫神经(Tibial nerve)

腓肠肌外侧头
(Lateral gastrocnemius)

腓肠肌内侧头
(Medial gastrocnemius)

跖肌(Plantaris)

比目鱼肌(Soleus)

腘肌(Popliteus)

腓肠内侧皮神经
(Medial sural cutaneous nerve)

胫骨后肌
(Tibialis posterior)

趾长屈肌
(Flexor digitorum longus)

拇长屈肌
(Flexor hallucis longus)

足底外侧神经
(Lateral plantar nerve)

足底内侧神经
(Medial plantar nerve)

跟骨内侧神经(Medial calcaneal nerve)

胫神经跟内侧支
(Medial calcaneal nerve)

胫后神经(Posterior tibial nerve)

足底外侧神经(Lateral plantar nerve)

足底方肌(Quadratus plantae)

拇展肌(Abductor hallucis)

小趾展肌(Abductor digiti minimi)

足内侧神经(Medial plantar nerve)

小趾短屈肌(Flexor digiti minimi brevis)

趾短屈肌(Flexor digitorum brevis)

外侧蚓状肌(Lateral lumbricals)

拇收肌(Adductor hallucis)

骨间背侧肌(Dorsal interossei)

拇短屈肌(Flexor hallucis brevis)

骨间足底肌(Plantar interossei)

第一蚓状肌(First lumbrical)

皮节分布检查的临床体表标志（Clinical Landmarks for Dermatome Examination）

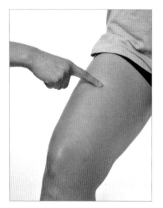

L2：大腿前正中

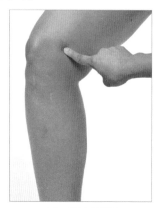

L3：股骨内侧髁

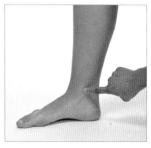

L4：内踝

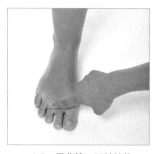

L5：足背第三跖趾关节

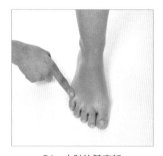

S1：小趾的基底部

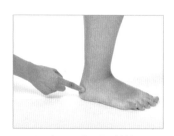

S1（ASIA）：足跟外侧

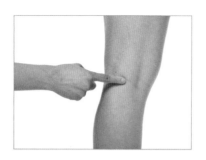

S2：腘窝中线

其他（Miscellaneous）

轻触觉（Light Touch Sensation）

检查：①检查者使用棉签上的一缕棉花轻触患者皮肤。②与患者身上没有可疑病变部位的检查结果进行对比（最好是对侧同一皮节或颜面部位）。

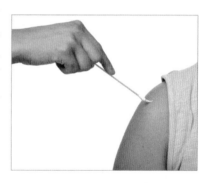

异常结果：与无病变区域的正常感觉相比，检查部位出现没有感觉、感觉迟钝、感觉敏锐或其他不同的结果。

分级评定	
0	没有感觉（感觉消失）
1	感觉障碍（感觉发生一部分障碍或者改变，包括感觉过敏）
2	正常
NT	未能测试

针刺觉 (Pinprick Sensation)

检查：①检查者用手指捏住别针，用针尖轻轻地碰触患者的皮肤，捏针的力量要小，可允许别针在检查者指间滑动，以避免引起伤害。

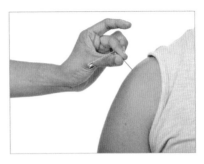

② 与患者身体上没有可疑病变部位的检查结果作比较（最好是对侧同一皮节或颜面部位），以评估两部位之间的差异，并比较钝针与利针检查的一致性。

异常结果：与无病变区域的正常针刺感觉相比，检查部位没有锐利的感觉，或锐利的感觉增加或减少。

分级评定	
0	感觉消失，或未能区分钝觉或锐利觉
1	感觉障碍（感觉发生一部分障碍或者改变，包括感觉过敏）
2	正常
NT	未能测试

振动觉 (Vibratory Sensation)

检查：①使用 128Hz 音叉，检查者先在坚固物体上敲击音叉。②检查者再立即将敲击后的音叉底座放在患者下肢远端的骨突部位（通常为第 1 跖骨头部位），双侧相同部位进行比较。

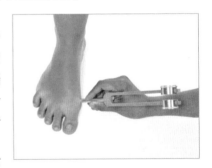

结果：年龄在 20 岁以下

的年轻患者，可感觉到振动15s以上，20～70岁者，每增加10岁，缩短1s。70岁以上的患者，振动检查的结果不可靠。

年龄/岁	振动时间/s
≤20	15
21～30	14
31～40	13
41～50	12
51～60	11
61～70	10
>70	不可靠

本体感觉（Proprioception）

检查：①检查者握住患者踇趾的内侧缘和外侧缘，令其闭上眼睛（或者使用隔板阻挡患者的视线，令其看不到其踇趾）。

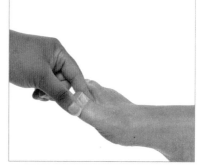

② 检查者说："我将要向上或向下移动您的脚趾，请告诉我脚趾移动的方向。"

③ 检查者对患者的距趾关节做被动背屈或跖屈动作，关节活动幅度达到45°，询问患者踇趾向上或向下移动的情况。

异常结果：患者不能正确说出踇趾移动的方向，表示存在本体感觉障碍。

注意：大约检查10次，可以减少因为患者猜测导致的假阴性结果。

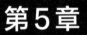

第5章

步态与姿势

简介（Introduction）

步态和姿势的评估是骨骼肌肉系统检查中的重要项目。神经功能障碍或者骨骼肌肉系统疾病都会引起步态和姿势的异常。在评估步态和姿势时，应谨记以下基本原则。

① 须与正常动作比较。应评估多项"正常"步态类型，以便在判定正常步态和异常步态时，得出正确结论。

② 比较两侧动作。通常动作较夸张的一侧是功能障碍的一侧。

③ 从多角度观察患者，有些异常在某些角度无法被观察到。在观察旋转、弯曲和推进动作时，应从两个角度进行观察。

④ 谨记在发生步态和姿势异常时，对下肢和脊柱之外的关节也会产生影响。此时要扩大检查的范围。

⑤ 发生异常动作的部位也是发生肌肉无力、疼痛、松弛、不稳定或因疼痛而致运动受限的部位。

姿势评估（Posture Evaluation）

在正常站立和步行时，重力线（见第186页图）会穿过身体的重心，该重心位置为第2骶椎的正前方。在静态站立时，身体通常维持平衡。本图重力线通过髋关节的稍后方、膝前方和外踝前方。沿着此轴线的身体动作会引发运动，除非被其他力量所对抗抵消。因此，为了维持静态站立，会同时收缩相对应的肌肉结构。髋关节伸展会被髂股韧带（Bigelow Y 韧带）和髂腰肌及股直肌的收缩所拮抗。膝关节的过度伸展会被膝关节后方关节囊和腓肠肌收缩所拮抗。同样，踝关节的背屈会被腓肠肌复合结构的主动收缩所拮抗。

重力线也会穿过颈椎、胸椎、腰椎和骶椎的屈曲处，如此才可减小沿着此轴线的过度旋转，以便减少能量的损耗。在检查时，应注意观察这些曲线的弯曲度是否会比正常姿势下所预期的曲度小、大或者出现偏移。

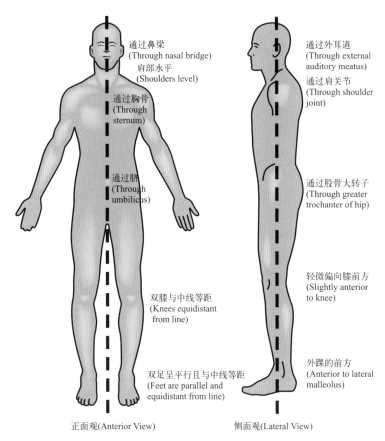

通过鼻梁
(Through nasal bridge)
肩部水平
(Shoulders level)

通过胸骨
(Through
sternum)

通过脐
(Through
umbilicus)

双膝与中线等距
(Knees equidistant
from line)

双足呈平行且与中线等距
(Feet are parallel and
equidistant from line)

正面观(Anterior View)

通过外耳道
(Through external
auditory meatus)

通过肩关节
(Through shoulder
joint)

通过股骨大转子
(Through greater
trochanter of hip)

轻微偏向膝前方
(Slightly anterior
to knee)

外踝的前方
(Anterior to lateral
malleolus)

侧面观(Lateral View)

　　评估头部位置与颈部的相对关系，头部应该在前后左右的正中位置。外耳道应该与肩部平行，骨盆应水平，且髂前上棘与髂后上棘的连线前倾 0 ～ 15°。同时应观察髋关节和膝关节是否过度屈曲，这些姿势会影响骨盆倾斜和腰椎前凸。

　　检查者应熟悉正常和异常的姿势曲线（请见第 187 页图示）

颈椎——前凸

胸椎——后凸

腰椎——前凸
骶椎——后凸

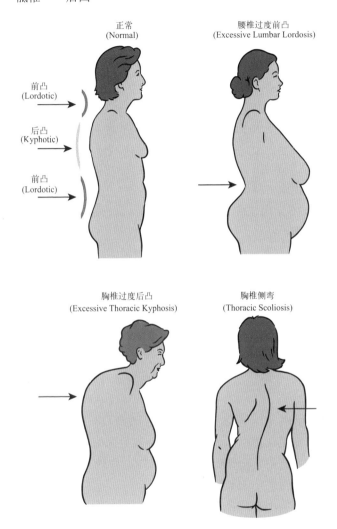

正常和异常的姿势（Normal & Abnormal Posture）

步态周期（Gait Cycle）

步态周期指从一肢体最初触地开始，到同一肢体再次触地期间的所有动作。因此，步态周期包括一个站立期和一个摆动期（见第 189 页图示）。

（1）站立期：为步态周期中肢体与地面接触的期间，约占步态周期的 60%。

① 最初触地：足部接触地面的动作。

② 负荷反应：在最初触地后，一直到另一侧肢体抬离地面时的期间。

③ 站立中期：从另一侧肢体抬离地面到双侧肢体远端（通常指踝部）并排在冠状面的期间。

④ 站立末期：从双侧肢体远端并排，到另一侧肢体接触地面之前的期间。

⑤ 摆动前期：从另一侧肢体触地到同侧肢体抬高离开地面之前的期间。

（2）摆动期 为步态周期中肢体未与地面接触的期间，标准状况为约占步态周期的 40%。

⑥ 摆动初期：从抬高肢体离开地面起，到同侧膝关节最大屈曲／足跟抬到最高的期间。

⑦ 摆动中期：从膝关节最大屈曲到胫骨垂直于地面的期间（如果有）。

⑧ 摆动末期：从胫骨垂直于地面到肢体最初接触地面的期间。

（3）双足支撑期 为步态周期中双足同时接触地面的期间。标准状况下约占步态周期的 20% ～ 25%。在健全的步态中，跑步通常被描述为没有双脚支撑期。

请参阅第 195 页的"步态周期中的主要肌肉运动"表格，以便回顾正常步态周期中各分期的肌肉收缩情况。

步态周期图（Gait Cycle Diagram）

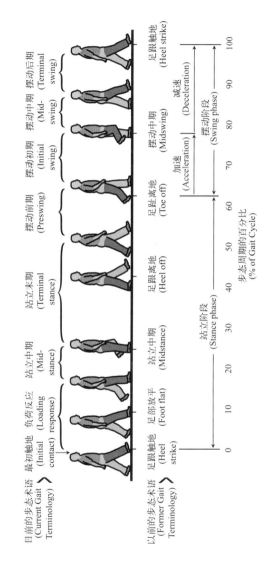

经 Carson Schneck MD. 同意后改编

常见的步态异常
（Common Abnormalities of Gait）

特伦德伦堡步态（Trendelenburg Gait）

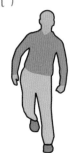

病因：髋部外展肌无力。

代偿期外观：患者在站立中期时身体倾向髋部外展肌无力侧。（如右图）。

失代偿期外观：在站立中期对侧髋部下垂。

下肢不等长（leg length discrepancy）

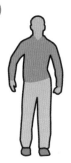

病因：真正的腿长出现差异，或者功能性腿长差异（骨盆倾斜、脊柱侧弯等）。

外观：在双足支撑期骨盆倾向腿短的一侧。腰椎侧弯，凸向腿长一侧。

止痛（剧痛）步态［Antalgic(Painful)Gait］

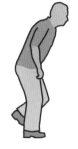

病因：下肢疼痛。

外观：依下肢疼痛的部位而定。站立期时间缩短，患侧的步伐长度变短，以减少负重的时间。

共济失调步态（Ataxic Gait）

病因：导致脊神经、脊髓后索或小脑感觉输入减少的情况。

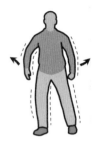

外观：依病变部位和严重程度而定。感觉性共济失调步态并无规律，双腿会外张以扩大身体底部，双臂外张；在摆动期肢体通常向前摆动；足跟可能会先轻轻踏着地面，接着会拍击地面（此动作可能会使患者听到声音）。闭眼站立和步行时，情况通常会恶化。小脑性共济失调步态会出现蹒跚、倾斜、踉跄、宽基底步态，且头部上下摆动，躯干的控制也会受到影响。

神经病变性步态（Neuropathic Gait）

病因：周围运动神经和（或）周围感觉神经的远端部位受损，通常为渐进性。

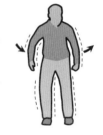

外观：依病变部位和严重程度而定。感觉性神经病变性步态类似感觉性共济失调步态；运动性神经病变性步态可能出现足部撞击地面、跨越步态或膝关节反屈等情况。

足部拍击地面（Foot Slap）

病因：小腿前群肌肉中度无力，导致在足部最初接触地面时，无法轻巧地控制踝关节跖屈。

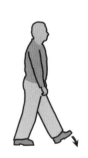

外观：在足部最初接触地面时，踝关节会立即出现跖屈动作，造成足部撞击到地面，出现"啪"的声音。

跨阈步态（Steppage Gait）

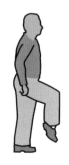

病因：小腿前群肌肉重度无力，导致踝关节背屈功能完全消失。肢体会被"延长"，因此需将髋关节和膝关节过度屈曲，才能将肢体抬离地面。

外观：在摆动中期，患侧的髋关节过度屈曲。足部可能会撞到地面，这时往往是脚趾或脚掌最先接触地面。

膝反张（Knee Recurvatum）

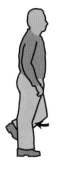

病因：在站立中期，无法使膝关节伸直，导致其关节反屈。通常为膝部伸展肌无力所致，也有可能因膝关节后方稳定结构功能丧失导致。

外观：在站立中期，膝关节过度伸展；患者可能会在摆动末期极度旋转髋关节，且在整个站立期都会直接将力量加在膝关节内侧的结构上，如胫侧副韧带。

臀大肌跛行（Gluteus Maximus Lurch）

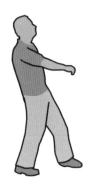

病因：臀大肌无力，在站立期无法主动屈曲髋关节。

外观：受侵犯肢体会用髋关节和骨盆代偿地向前用力推动，但是肩关节和躯干则主要在站立阶段的早期才能伸展。

痉挛性偏瘫步态（Spastic Hemiplegic Gait）

病因： 中枢神经系统受损，导致单侧上肢或下肢肌张力增强；受影响下肢因为肌张力增强，会显得较长，导致踝关节过度跖屈、内翻马蹄足变形（足部内翻且跖屈），以及髋关节伸展。偏瘫型脑瘫、卒中和脑部创伤性损伤，都是造成这种步态最可能的病症。

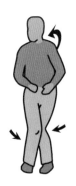

外观： 偏瘫侧的下肢会出现痉挛，经常会因为膝部伸展肌肌张力增强，造成腿部的功能性不等长。患者经常使用回转动作作为代偿（请参阅第194页的回转步态），患者在最初触地时，整个足部或足前部触地，令踝关节呈内翻马蹄足外观。患者的站立期缩短，且足部可能会保持内翻马蹄足外观，或出现不同程度的平足外观。受影响上肢会保持不同程度的内收姿势、肩关节内旋、肘关节和腕关节屈曲。

痉挛性双侧麻痹步态（Spastic Diplegic Gait）

病因： 中枢神经系统损伤，导致双侧下肢肌张力增高；此类型的步态最常见于痉挛性脑瘫，也可发生于脊髓损伤、多发性硬化，或其他脊髓病变的患者。

外观： 髋关节、膝关节和踝关节屈曲，髋关节呈内旋和内收姿势；步伐的长度变短，类似剪刀步态，此时在摆动期，膝部会相互交叉前进。躯干会倾斜于处于站立期的肢体侧。身体偏向一侧的程度依照各肢体受侵犯功能障碍的程度而异；上肢也会出现屈曲姿势。

肌营养不良步态（Dystrophic Gait）

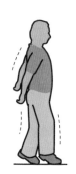

病因： 骨盆带近端肌肉逐渐失去肌力，接着全身肌肉都会无力（可能是迪谢内肌营养不良、贝克肌营养不良、面肩肱型肌营养不良）。

外观： 患者会表现为摇摆不定的宽基底步态，腰椎出现夸张的前凸，且使用足尖步行。患者的手臂伸直并外展，以保持平衡。患者从地面或坐姿起来时，可能就像是沿着自己的身体向上攀爬 [先翻身俯卧，然后用双手攀住双膝，接着逐渐向上支撑才能起立，即高尔（Gower）征]。

回转步态（Circumduction Gait）

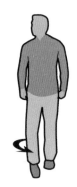

病因： 功能性肢体增长。

外观： 患者的一侧肢体在摆动期出现髋关节外展，而非屈曲，外观好像是在"回转（绕圈子）"。

帕金森步态（Parkinsonian Gait）

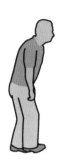

病因： 帕金森病、多巴胺缺乏状态或多发性脑梗死。

外观： 身体底部变狭窄，走路速度缓慢，好像拖着步伐走路，手臂的摆动减少或消失，且出现驼背姿势。当患者试图加快走路速度时，步伐节奏加快，但步距变短，此情况称为"惊慌步态"。呈现不自觉的"冻结"、开步困难或者难以持续步态。

步态周期中的主要肌肉活动（Major Muscle Activity During Gait Cycle）

经典步态术语	足跟着地	足部平放	站立中期	足跟离地	足趾离地	加速期	摆动中期	减速期
Rancho Los Amigos新术语	最初接触	负荷反应	站立中期	站立末期	摆动前期	摆动初期	摆动中期	摆动末期
占周期的百分比/%	0~2	0~10	10~30	30~50	50~60	60~73	73~87	87~100
			站立期（60%）				摆动期（40%）	
髂腰肌	不活动	不活动	不活动	向心收缩	向心收缩	向心收缩	向心收缩	不活动
臀大肌	离心收缩	不活动	不活动	不活动	不活动	不活动	不活动	不活动
臀中肌	离心收缩	离心收缩	离心收缩	离心收缩	不活动	不活动	不活动	不活动
腿后群肌	离心收缩	离心收缩	不活动	不活动	不活动	离心收缩	离心收缩	离心收缩
股四头肌	离心收缩	离心收缩	不活动	不活动	离心收缩	离心收缩	不活动	不活动
胫骨前肌	离心收缩	离心收缩	不活动	不活动	不活动	向心收缩	向心收缩	向心收缩
腓肠肌	不活动	不活动	离心收缩	向心收缩	向心收缩	不活动	不活动	不活动

*在步态周期中的每个分期主要肌肉活动——是否"不活动""离心收缩""向心收缩"等，具有很大的变异性。

来源：Cuccurullo, SJ. Physical Medicine and Rehabilitation Review. New York: Demos Medical Publishing, 2004.

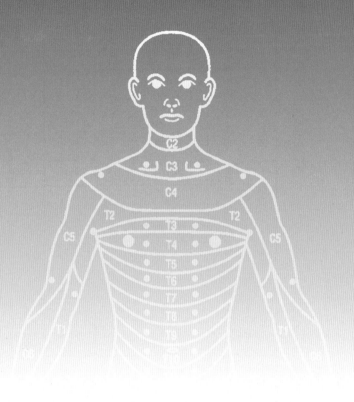

第6章

脊髓损伤检查

脊髓损伤是一种非常严重的毁灭性伤害，会造成永久的功能障碍。目前估计美国约有 291000 名脊髓损伤患者，每年新增 17730 名新患者[1]。

脊髓损伤神经学分类国际标准（ISNCSCI）是脊髓损伤功能分类评估方法的金标准。当由训练有素的医生进行检查时，ISNCSCI 是被广泛接受的、有效的、可靠的测量脊髓损伤严重程度的评估方法。它为研究和临床提供了标准化的评估，可以帮助指导预后，并允许监测脊髓损伤进展和恢复。它由美国脊髓损伤协会（ASIA）和国际脊髓学会（ISCoS）的国际标准委员会维护，定期更新，最新版本于 2019 年出版。

我们对于评估脊髓损伤的关键步骤提出了一个简明的描述。如要获得更详细的培训，建议查看国际标准培训电子学习计划（InSTeP）。

我们下面介绍的文字和图表内容是根据美国脊髓损伤协会（ASIA）的脊髓损伤神经学分类国际标准，得到了亚洲 ISNCSCI 的许可[2]。

脊髓综合征（Spinal Cord Syndrome）

中央脊髓综合征（Central Cord Syndrome）：该损伤发生于颈部脊髓的中央灰质，骶尾部的感觉保留。上肢症状重，下肢症状轻。在损伤平面出现下运动神经元损伤，损伤平面以下出现上运动神经元损伤。此综合征常见于颈椎过度伸展所致损伤。

布朗 - 塞卡综合征（Brown-Sequard Syndrome）：该损伤为同侧本体感觉和运动功能损害，对侧的痛觉和温度觉损害。

前索综合征（Anterior Cord Syndrome）：该损伤涉及脊髓前 2/3，会造成损伤平面以下运动和浅感觉不同程度的障碍，但是本体感觉及轻触觉正常。

圆锥综合征（Conus Medullaris Syndrome）：该综合征系指脊

髓圆锥损伤和椎管内腰椎神经根损伤后产生的表现。包括上运动元瘫痪（由于脊髓圆锥损伤）及下运动元瘫痪（由于神经根损伤），同时存在不同程度的感觉丧失，以及骶部皮节麻木。自主神经功能障碍表现为由于下方损伤（如图中标注 B 的区域）导致的无反射膀胱及无反射直肠，或者由于图中标注 A 的区域损伤而保留部分反射，包括球海绵体肌反射及排尿反射。

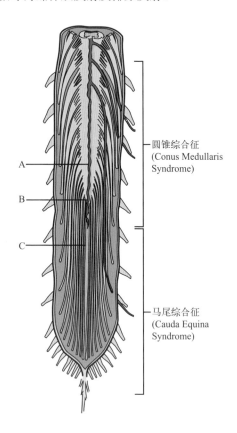

圆锥综合征
(Conus Medullaris Syndrome)

马尾综合征
(Cauda Equina Syndrome)

马尾综合征（Cauda Equina Syndrome）：腰骶神经根的一种不完全损伤（如图中标注 C 的区域所示），导致无反射膀胱、无反射直肠和下肢弛缓性麻痹，部分或完全丧失感觉。

感觉检查（Sensory Examination）

下表中所列出的每一个皮节都应该检查感觉功能的两个方面：针刺觉和轻触觉，并以 3 级评分系统进行评估。下表所列示的主要检查点要进行身体双侧的对称检查。星号表示该点位于锁骨中线。

	感觉关键点
C2	枕外隆凸1cm
C3	锁骨上窝
C4	肩锁关节顶点
C5	肘窝外侧，肘横纹的近端
C6	拇指背面近节指骨
C7	中指背面近节指骨
C8	小指背面近节指骨
T1	肘窝尺侧，肱骨内上髁近端
T2	腋窝顶部
T3	第3肋间（IS）*
T4	第4肋间（乳头线）*
T5	第5肋间（T4和T6之间）*
T6	第6肋间（剑突水平）*
T7	第7肋间（T6和T8之间）*
T8	第8肋间（T6和T10之间）*
T9	第9肋间（T8和T10之间）*
T10	第10肋间（脐水平）*
T11	第11肋间（T10和T12之间）*
T12	腹股沟韧带中点*

	感觉关键点
L1	T12和L2之间的中点
L2	股骨内侧髁与腹股沟韧带中点（T12）连线中点的大腿前方
L3	股骨内侧髁
L4	内踝
L5	第3跖趾关节背侧
S1	跟骨外侧
S2	腘窝中点
S3	坐骨结节或臀下褶
S4—5	肛门黏膜-皮肤交界线外小于1cm范围内的区域（视同一节）

除了对这些关键点进行双侧检查外，检查者还应对患者进行肛门指诊检查并轻压肛门直肠壁以检查肛门深压。一致的感觉检查情况应进行分级。在检查期间，任何肛门区存在的感觉都表明患者感觉功能不完全损伤。

分级	感觉功能分级
0	无（无法辨别钝觉和锐利觉）
1	感觉障碍（部分感觉或感觉改变，包括感觉过敏）
2	正常
NT	未能测试
*	无脊髓损伤情况下，则评级为0、1或者NT。

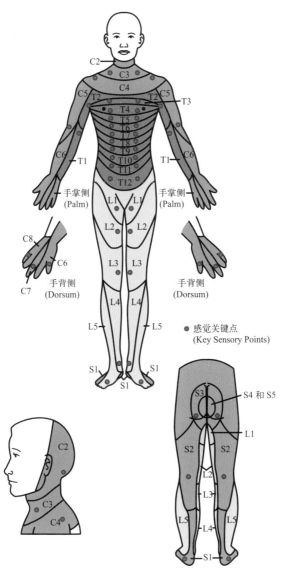

感觉关键点

运动检查（Motor Examination）

下表中所列出的各肌肉需要进行肌力的检查（双侧），并用肌力分级进行评估。纳入的肌肉一方面是由于它们神经节段支配一致性，另一方面是易于在患者仰卧位进行检查。因为它们是双重神经支配的，因此可以假设这些肌肉的功能强度表明至少更头端的神经根节段有充分的神经支配。运动检查还包括评估肛门括约肌的自主收缩。出现自主收缩表明患者运动功能不全。

节段	运动关键点
C5	肘部屈肌（肱二头肌、肱肌）
C6	腕部伸肌（桡侧腕长伸肌和桡侧腕短伸肌）
C7	肘部伸肌（肱三头肌）
C8	中指屈肌（指深屈肌）
T1	小指外展肌（小指展肌）
L2	髋部屈肌（髂腰肌）
L3	膝部伸肌（股四头肌）
L4	踝关节背屈肌（胫骨前肌）
L5	踇趾伸肌（踇长伸肌）
S1	踝关节跖屈肌（腓肠肌、比目鱼肌）

分级	肌力分级
0	完全麻痹
1	可触诊或看到肌肉收缩
2	肌肉主动收缩，无重力下可以完成全程运动范围
3	肌肉主动收缩，可对抗重力完成全程运动范围
4	肌肉主动收缩，可对抗部分阻力完成全程运动范围
5	正常肌力，可对抗全部阻力完成全程运动范围
NT	无法测试（由于制动、石膏固定中、剧烈疼痛、挛缩超过50%的活动度等）
*	无脊髓损伤下可应用于任何肌肉的肌力检查

功能损伤评分（Impairment Scale）

A= 完全损伤：S4—S5 节段无任何残存的运动和感觉功能。

B= 感觉功能不完全损伤：受伤神经节段以下，感觉功能存在，但运动功能消失，包括 S4—S5 节段。

C= 运动功能不完全损伤：在受伤神经节段以下，存在一定的运动功能，超过一半的关键肌肉的肌力小于 3 级。

D= 运动功能不完全损伤：在受伤神经节段以下，运动功能存在，至少有一半的关键肌肉的肌力大于 3 级。

E= 正常：感觉与运动功能正常。这只适用于有脊髓损伤病史的患者。没有脊髓损伤的患者，不能评为 E 级。

* 对于 B 级的患者，应检测非关键肌肉的功能，以便最准确地区分 B 级和 C 级。

分类步骤（Steps in Classification）

对脊髓损伤的患者，建议按以下顺序进行神经功能的评价。

① 判断躯体双侧的感觉功能。

② 判断躯体双侧的运动功能。

注意：若检查部位没有对应的运动功能神经节段，可以用感觉功能神经节段来代替。

③ 判断单一神经节段。双侧感觉和运动功能都正常的节段是最低神经节段。也是根据步骤 1 和 2 判断神经功能的最近段神经节段。

④ 判断完全损伤还是不完全损伤（马鞍回避）。如肛门自主收缩为"无"，所有 S4—S5 感觉评分为 0，且肛门感觉为"无"，则该损伤为完全损伤；否则为不完全损伤。

⑤ 判断 ASIA 障碍评分（AIS）等级：

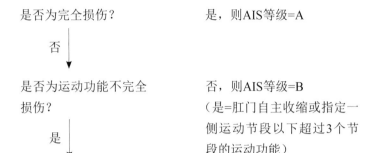

是否为完全损伤？ 是，则AIS等级=A

否 ↓

是否为运动功能不完全 否，则AIS等级=B
损伤？ （是=肛门自主收缩或指定一
 侧运动节段以下超过3个节
 段的运动功能）

是 ↓

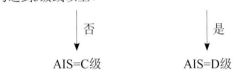

在神经损伤节段以下（单侧）关键肌肉是不是至少有半数以上的肌力达到3级或以上？

否 ↓ 是 ↓

AIS=C级 AIS=D级

如果所有神经节段的感觉和运动功能都正常，则AIS=E级。

注意：AIS E级用于脊髓损伤患者恢复正常功能时的后续测试。如在最初的检查时并未发现任何的神经功能异常，此时该患者不适用于 AIS 分级。

部分功能保留区域（Zone of Partial Preservation）

这是用来标记保留最尾端范围的功能。肛门自主收缩（VAC）存在，则部分功能保留区域（ZPP）被标记为"NA（不适用）"。如果 VAC 不存在，运动 ZPP 被标记为运动功能保留的最尾端水平。如果 S4—S5 段的轻触觉和针刺觉消失，只要肛门深压觉（DAP）消失，可以在双侧各记录一个 ZPP。如果 DAP 存在或者 S4—S5 感觉存在，则感觉 ZPP 被标记为"NA"。由于预后的影响，ZPP 现在被定义为不完全性损伤和完全性损伤。

标准分类表（Standard Classification Form）

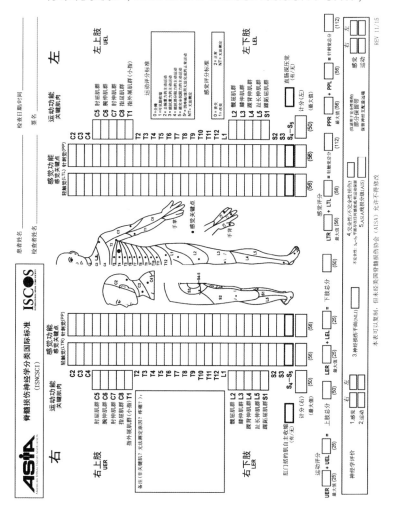

参考文献

[1] National Spinal Cord Injury Statistical Center. Facts and Figures at a Glance. University of Alabama at Birmingham, 2019.

[2] American Spinal Injury Association. International Standards for Neurological Classification of Spinal Cord Injury. Revised ed. ASIA, 2019.

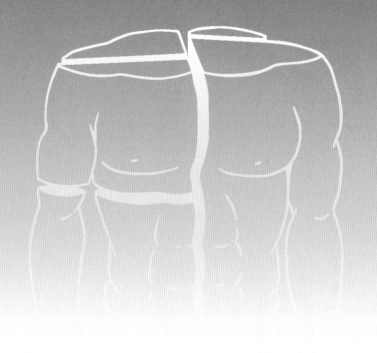

第 7 章

神经学和肌肉骨骼学
参考资料

本章下列内容为整合的常用数据，可供读者参考。本章的重点是提供常用的数据，供读者作为鉴别诊断的参考，并准确地与神经、骨骼肌肉疾病患者沟通说明检查结果。

解剖平面和说明（Anatomic Planes and Descriptors）

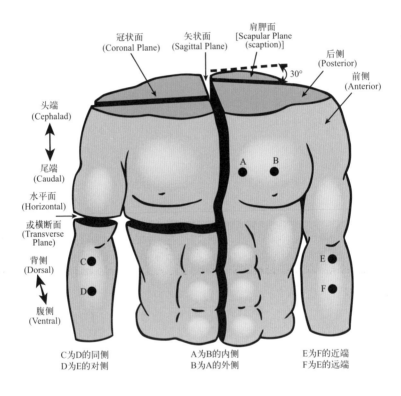

冠状面 (Coronal Plane)
矢状面 (Sagittal Plane)
肩胛面 [Scapular Plane (scaption)]
后侧 (Posterior)
前侧 (Anterior)
30°
头端 (Cephalad)
尾端 (Caudal)
水平面 (Horizontal)
或横断面 (Transverse Plane)
背侧 (Dorsal)
腹侧 (Ventral)
A
B
C
D
E
F

C为D的同侧
D为E的对侧

A为B的内侧
B为A的外侧

E为F的近端
F为E的远端

肌力分级（Grading Muscle Strength）

等级	肌肉收缩
0/5	完全麻痹，无法见到或触诊到肌肉收缩
1/5	可以见到或触诊到肌肉收缩，但肌肉力量不足以使关节活动，即使去除重力也是如此
2/5	只有摆放于去除重力的姿势，肌肉收缩才可以使关节完成全部活动范围
3/5	肌肉可以对抗重力，并使关节完成全部活动范围，但无法对抗附加的阻力
4/5	肌肉收缩可以对抗重力及检查者施加的中度阻力，并使关节完成全部活动范围
5/5	肌肉收缩可以对抗重力及检查者施加的全部阻力，并使关节完成全部活动范围

注：1. 关节活动范围（ROM）受限于肌肉挛缩时，应根据该关节实际的ROM记录并评估。

2. 应记录疼痛限制对任何肌力的影响情况。

3. 对于微小肌力差异的判断，常用的记录方式如下：

4+/5为肌肉的肌力几乎完全正常，但轻度无力。

评估改良的Ashworth评分系统[1]（Modified Ashworth Scale for Grading Spasticity）

等级	说明
0	肌张力无增加
1	肌张力略有增加，出现抓握动作，或当患处屈曲或伸展时，在活动范围结束时出现微小阻力
1+	肌张力略有增加，出现抓握动作，在活动范围（小于一半）的其他范围内会出现微小阻力
2	在活动的大部分范围内，肌张力出现明显增加，但受影响部位可以轻松移动
3	肌张力明显增加，被动移动受限
4	在屈曲或伸展患处时，呈现僵直状态

深层肌腱/肌肉牵张反射分级（Grading Deep Tendon/Muscle Stretch Reflexes）

在开始检查之前，应让患者肢体摆放于适当的位置，以使拮抗肌群放松，这是非常重要的。这是由于肌肉相互对抗的生理机制，如果拮抗肌群活跃，主动肌群就会受到抑制。可以让患者保持肢体松弛、自然下垂，或者像"果冻一样"完全放松。施力不够可能会使肌肉所受牵张力度不足，以至于未引起最大程度的反射反应。建议使用头部表面积较大且有一定重量的叩诊锤。握锤时放松，手持叩诊锤的末端，并利用叩诊锤自身的重量完成叩击。检查时应与对侧以及全身其他部位的结果相比较。检查者还应观察反射从一神经根"扩散"或"溢出"到另一根神经根的情况，例如 C5 神经根（肱二头肌腱）反射引起肘关节屈曲（此为正常反射），若腕部也出现伸展动作，则表示存在 C6 神经根的传出反应。此种情况表示反射亢进，且可能是一种病理状况。采用第 164 页的 Jendrassik 操作方法可能有助于提高诱发反射的效率。

等级	肌肉反应
0	无反射
1+	反射减弱
2+	正常
3+	反射亢进，但无肌阵挛；活跃
4+	反射亢进，有肌阵挛（记录肌肉收缩或持续阵挛次数）

记录反射的常规方法（Conventional Method of Documenting Reflexes）

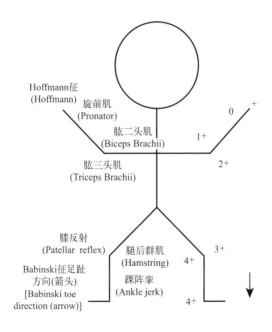

Hoffmann征
(Hoffmann)

旋前肌
(Pronator)

肱二头肌
(Biceps Brachii)

肱三头肌
(Triceps Brachii)

膝反射
(Patellar reflex)

腿后群肌
(Hamstring)

Babinski征足趾
方向(箭头)
[Babinski toe
direction (arrow)]

踝阵挛
(Ankle jerk)

0   +

1+

2+

3+

4+

4+

上运动神经元与下运动神经元病变检查结果的比较（Upper Motor Neuron Versus Lower Motor Neuron Findings）

项目	上运动神经元病变 （中枢神经系统）	下运动神经元病变 （周围神经系统）
反射	反射亢进	反射减弱或无反应
肌肉张力	正常或增加	正常或减弱
肌力	减弱/消失	减弱/消失
肌肉无力分布情况	受侵犯部位常位于脊髓节段本身或其下方（双侧），或依"脑皮质小人图"分布（单侧）	受侵犯部位位于脊神经根或沿周围神经分布，通常是单侧的，但也可能为双侧，且远端大于近端
痉挛	可能出现	无
肌束震颤	无	可能出现
Babinski征	可能出现	无
Hoffmann征*	可能增强	无
肌肉萎缩	可能出现（慢性）	可能出现（慢性）

注：上运动神经元病变与脑部或脊髓损伤较为一致，下运动神经元病变则与周围神经损伤或L2—L3以下的马尾神经损伤较为一致。

*Hoffmann征可出现于正常人，若只有单侧出现，则可有助于判断是否为病理性的。

典型上肢神经根病变（Classic Upper Limb Radiculopathies）

病变节段	疼痛/感觉异常*	肌肉无力	反射
C5	上臂近端外侧和肘窝外侧	肘屈曲，肩外展、屈曲和外旋，前臂旋后	肱二头肌和肱桡肌反射可能减弱
C6	拇指、食指和前臂外侧	腕伸展、肘屈曲、肩带肌无力；可能累及肘伸展	旋前肌、肱桡肌或腕伸肌反射可能减弱
C7	中指、前臂前方部分区域	肘伸展、腕伸展，可能手指伸展无力较屈曲严重	肱三头肌反射>旋前肌反射，或腕伸肌反射可能减弱
C8	小指、前臂远端内侧	手指屈曲、伸展，拇指外展	手指屈肌反射可能减弱

注：可能会出现的症状。

*感觉异常比肌力下降或反射变化少见。

典型下肢神经根病变（Classic Lower Limb Radiculopathies）

病变节段	疼痛/感觉异常*	肌肉无力	反射
L2	大腿前方	髋屈曲、内收，踝关节背屈，膝伸展	
L3	小腿前下方、膝内侧		
L4	小腿内侧、内踝		膝反射减弱或消失（L4）
L5	内侧三趾背侧、小腿远端外侧、大腿外侧	踇趾伸展、踝关节背屈	内侧腘绳肌反射减弱或消失
S1	足外侧、小腿后方、大腿后方	踝关节跖屈、足内翻	踝阵挛或外侧腘绳肌反射减弱或消失

注：可能会出现的症状。

*感觉异常比肌力下降或反射变化少见。

疼痛类型（Type of Pain）

类型	常见特征
神经病变痛 感觉型	"烧灼、刺痛、麻木、电击般、烧烫般、割裂般"，通常不会因为变换姿势而减轻或加重；疼痛的位置通常依神经根或周围神经分布而定；典型的疼痛范围不受触诊影响，除非触诊神经真正受损的部位才会引起疼痛（如蒂内尔征、腕管压迫检查）
神经病变痛 运动型/肌病变型	"钝痛、酸痛、深部、持久、可能偶尔如割裂般"。在进行全身运动或特殊动作后可能会加重。通常疼痛分布在明确的肌肉（群），且由单一神经根或周围神经支配
神经根性痛	在神经根分布范围，可能为神经病变痛的感觉型或运动型疼痛；可能会因脊柱的不同姿势而加重或缓解；通常从近心端或中央部位开始，并且向远心端传导（不会从远心端开始，向近心端传导）；如果胸椎脊髓神经受到侵犯，疼痛可能呈带状分布在腹部/胸部；疼痛可能不受触诊影响
牵涉痛	"钝痛、酸痛、非表浅位置、烧灼、如割裂般"。疼痛可能会因与根源相关的一些因素而缓解（如休息会使心绞痛缓解）；疼痛可能分布在身体任何部位，引起疼痛的根源可位于身体的任一部位（如心绞痛会引起左上臂的疼痛）；触诊剧痛部位通常并不会使疼痛加重
肌膜痛	"钝痛、酸痛、在做动作时剧痛、难以缓解的绞痛"。因患处邻近肌肉或关节运动或触诊而疼痛加重。通常分布在软组织。触诊局部会引起压痛。疼痛通常位于疼痛根源部位或附近，可能会放射至附近的软组织，且分布形式可能会依特殊肌肉而异
肌肉痛	"钝痛、酸痛、压痛、发炎、轻微痛、酸胀感"。肌肉或关节活动则疼痛加重。分布在身体的局部，可能侵犯一块以上的肌肉，但通常会侵犯整块肌肉；触诊会引起压痛或酸痛、可能会合并红斑和肿胀
骨痛	"钝痛、持久、钻心的痛、不间断的剧痛"。在未针对病因予以治疗时，疼痛通常很少可以缓解；夜间躺下时可能会加重。疼痛分布在肌肉和皮下组织下方的骨骼内，触诊深部时会引起压痛。可能会合并红斑或肿胀，如果骨骼在表浅处，可进行叩诊或使用音叉检查
幻肢痛	通常会被形容为感觉型神经病变痛；疼痛位于已经不存在的肢体或身体部位，幻肢痛跟幻肢觉完全不同，后者不会引起任何不适

注：对于疼痛，有时很难描述其特征，因此必须将其放入患者病史中，而且许多疼痛的特征有相互重叠。

不自主运动的定义（Definitions of Involuntary Motor Movements）

痉挛	一种依赖速度变化的高肌张力状态，会伴随肌肉的不自主快速收缩，肌张力增强，且肌肉牵张反射增强
阵挛	肌肉不自主颤动，通常累及肢体远端；该动作可能类似颤抖或抖动；可能出现于休息时，或与其他动作合并出现；在一些情况下可能有节奏性
舞蹈症	不自主的无节奏动作，动作显得有力、快速、抽搐，且经常会累及肢体近端肌肉。患者可能会将这些不自主运动与自主运动相结合，使这些动作较为不明显
投掷症	肢体不常见的粗暴的投掷动作
手足徐动症	患者无法将身体的某些部位保持在同一姿势，最常累及的部位是肢体远端（手指、手部、足趾），动作较慢，像液体流动般
肌张力异常	肢体、躯干、颈部或颜面的一个或多个部位的一种持续姿势

引自：改编自Adams RD， Victor M. Principles of Neurology. 5th ed. McGrawHill，1993.

常见卒中症状（Common Stroke Syndromes）

综合征	症状/查体所见	受侵犯部位
大血管综合征		
大脑前动脉	对侧偏瘫：小腿>大腿>（+/-）上肢 对侧感觉功能障碍：下肢>上肢 失用症，尤其是双足站立和步行 经皮质运动性失语症 尿失禁 人格改变	额叶

大脑中动脉	**优势半球：**
	  对侧偏瘫：颜面、上肢>下肢
	  对侧感觉功能障碍
	  失语症：Broca失语症、Wernicke失语症或全面性失语症
	非优势半球：
	  对侧偏瘫：颜面、上肢>下肢
	  对侧感觉功能障碍
	  空间忽视感（通常为左侧）
	  疾病感缺失（对个人缺陷没有感知）
	  肢体失用症
		顶叶
		额叶

大脑后动脉	**可能出现：**
	  对侧偏瘫
	  视野缺损
	  同侧第3或第4对脑神经麻痹
	+
	优势半球：
	  失读症，但没有失写症
	  左右无法分辨
	  命名不能（颜色、手指）
	非优势半球：
	  面部辨认不能（不能分辨颜面）
		颞叶
		枕叶
		中脑

脑干综合征		
韦伯（Weber）综合征	对侧偏瘫 同侧第3对脑神经麻痹	中脑内侧
米亚尔-居布勒（Millard-Gubler）综合征	对侧偏瘫 对侧轻触觉、振动觉、位置觉功能损害 同侧第6或第7对脑神经麻痹	脑桥
内侧延髓综合征（德热里纳综合征）	对侧偏瘫（在很罕见的情况下出现同侧偏瘫） 对侧轻触觉、振动觉和位置觉功能损害 同侧第12对脑神经麻痹（舌偏向同侧）	延髓内侧

综合征	症状/查体所见	受侵犯部位
外侧延髓综合征 （瓦伦贝格 综合征） [椎动脉或小 脑下后动脉 （PICA）]	对侧躯体痛温觉功能损害 颜面同侧痛温觉功能损害 同侧单侧共济失调 同侧霍纳征 吞咽困难 构音困难 旋转性眼球震颤 呃逆	延髓外侧
闭锁综合征	四肢麻痹 构音不能 意识清楚 所有自主运动皆麻痹，但可以眨眼、眼球可上下运动	脑桥腹侧
腔隙综合征		
纯运动型	对侧偏瘫：颜面=上肢=下肢 构音困难	内囊后肢
纯感觉型	对侧所有感觉功能出现不同程度的损害	丘脑躯体 感觉核
混合型	对侧偏瘫：颜面=上肢=下肢 对侧所有感觉功能损害	内囊后肢 丘脑躯体 感觉核
同侧共济失调 和足轻瘫	同侧单侧共济失调 对侧偏瘫：下肢、颜面>上肢	脑桥上部
构音困难 手笨拙综合征	构音困难 对侧上肢笨拙无力 同侧颜面和舌无力 吞咽困难	脑桥底部
其他		
多发性脑梗死	步态功能障碍 尿失禁 认知功能障碍（常见于帕金森病）	多个小血管 区域，通常 位于脑室周 围白质中

美国风湿病学会2010年纤维肌痛分型标准（American College of Rheumatology 2010 Criteria for the Classification of Fibromyalgia）[2]

纤维肌痛诊断标准

标准

如果满足以下三个条件，则患者符合纤维肌痛的诊断标准：

① WPI ≥7 且 SS 量表评分 ≥5 或 WPI 3～6 且 SS 量表评分 ≥9；
② 症状持续至少3个月；
③ 无法用其他原因解释的疼痛。

确诊

① WPI：记录患者过去一周内感到疼痛的区域数量。患者有多少部位疼痛？分数将介于0～19之间。

左肩部	左臀部（臀大肌及转子区）	左颌部	胸背部
右肩部	右臀部（臀大肌及转子区）	右颌部	腰背部
左上臂	左大腿	胸部	颈部
右上臂	右大腿	股部	
左前臂	左小腿		
右前臂	右小腿		

② SS量表评分：

疲劳、醒来时疲惫无力、认知症状

对于上述三种症状中的每一种，使用以下分数表示过去一周的严重程度：

0=无症状
1=轻微症状，通常是轻微或间歇性的
2=中度症状，经常存在和（或）处于中等水平
3=严重的、持续的、影响生活的症状

关于一般躯体症状，判断患者是否有如下情况*：

0=无症状
1=轻微症状
2=中度症状
3=严重症状

SS评分是疲劳、醒来时疲惫无力、认知症状这三种症状的严重程度加上一般躯体症状的程度（严重程度）的总和，最终得分在0～12之间。

注：SS——symptom severity，症状严重程度；WPI——widespread pain index，弥漫性疼痛指数。

*可能出现的躯体症状：肌肉疼痛、肠易激综合征、疲劳/疲倦、思维或记忆问题、肌肉无力、头痛、腹部疼痛/痉挛、麻木/刺痛、头晕、失眠、沮丧、便秘、上腹部疼痛、恶心、紧张、胸痛、视力模糊、发热、腹泻、口干、瘙痒、喘息、雷诺现象、荨麻疹/肿块、耳鸣、呕吐、胃灼热、口腔溃疡、味觉丧失/改变、癫痫发作、眼睛干涩、呼吸急促、食欲不振、皮疹、对阳光敏感、听力困难、容易瘀伤、脱发、尿频、尿痛和膀胱痉挛。

纤维肌痛的密歇根身体图评估标准（Survey Criteria for Fibromyalgia Using the Michigan Body Map）

弥漫性疼痛指数（WPI）（每个复选框1分，范围0~19分）

① 请指出您在过去 7 天内是否有以下所示区域的疼痛或压痛。
勾选图表中您感到疼痛或压痛的每个区域的方框。

- ☐ 右颌部
- ☐ 颈部
- ☐ 右肩部
- ☐ 胸部或乳腺
- ☐ 右上臂
- ☐ 右前臂
- ☐ 腹部
- ☐ 右臀部或转子区
- ☐ 右大腿
- ☐ 右小腿

- ☐ 左颌部
- ☐ 左肩部
- ☐ 胸背部
- ☐ 左上臂
- ☐ 左前臂
- ☐ 腰背部
- ☐ 左臀部或转子区
- ☐ 左大腿
- ☐ 左小腿

症状严重程度（范围0~12分）

② 对于下面列出的每个症状，使用以下量表来表示过去 7 天内症状的严重程度。

- 无症状
- 轻微症状：通常是轻微的或间歇性的
- 中度症状：中度的症状，经常存在和（或）处于中等水平
- 严重症状：持续的、影响生活的症状

	无症状	轻微症状	中度症状	严重症状
分数	0	1	2	3
疲劳	☐	☐	☐	☐
思考或记忆障碍	☐	☐	☐	☐
醒来时疲惫无力	☐	☐	☐	☐

③ 在过去的 6 个月中，您是否有过以下任何症状?

	0	1
分数		
下腹部疼痛或痉挛	☐ 否	☐ 是
沮丧	☐ 否	☐ 是
头痛	☐ 否	☐ 是

附加标准（无分数）

④ 问题 2 和 3 中的广泛疼痛症状是否以相似的程度存在至少 3 个月?

☐ 否　　☐ 是

⑤ 您是否患有可以解释疼痛的疾病?

☐ 否　　☐ 是

引自：Harte SE, Harris RE, Clauw DJ. The neurobiology of central sensitization. J Appl Biobehav Res, 2018, 23(2):e12137. doi: 10.1111/jabr. 12137. Used with permission.

非器质性下背痛的Waddell征（Waddell's Signs of Nonorganic Low Back Pain）

压痛过度	表浅部位：腰椎部位的皮肤出现范围广泛的轻触觉敏感现象。 非解剖学分布：在广泛区域内出现深部压痛，不局限于某一结构，通常延伸至胸椎、骶骨或骨盆
诈病	轴向负重：患者站立时，对头部施加轻微压力会使患者的下背痛加重（常见的是颈痛，且不完全可信）。 旋转动作：患者站立时，肩部和骨盆在同一平面上被动旋转，会使下背痛加重
分心	当患者分心时，检查结果不一致，常见于坐姿检查与仰卧直腿抬高检查或Hoover试验（见第67页）
局部障碍	运动：对肢体肌肉进行操作检查时，出现全面肌肉无力或如齿轮般的阻力。 感觉：用针检查肢体时，出现手套或袜套样分布，或非皮节分布形式的感觉功能损害
反应过度	与检查出现不相称的疼痛反应（通过语言或面部表情或崩溃来表达），如动作、辅助动作和支撑（端坐时两侧肢体支撑）

引自：Waddell G, McCulloch JA, Kummel E, et al. Nonorganic physical signs in low back pain. Spine, 1980, 5: 117-125.

注：Waddell 征可用于帮助确定患者的状况是否存在心理因素或经过修饰。并非暗示患者在误导检查者，或暗示患者没有真正的疾病。

对称性肌肉无力的诊断（Diagnosis of Symmetric Muscle Weakness）

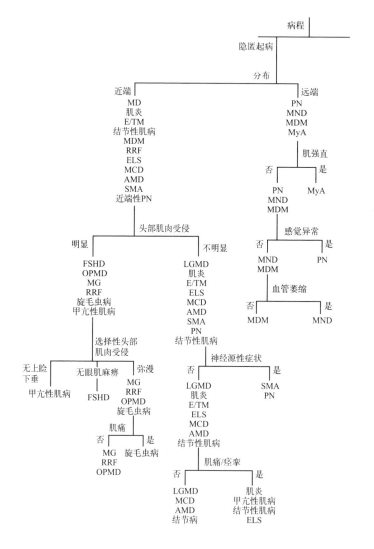

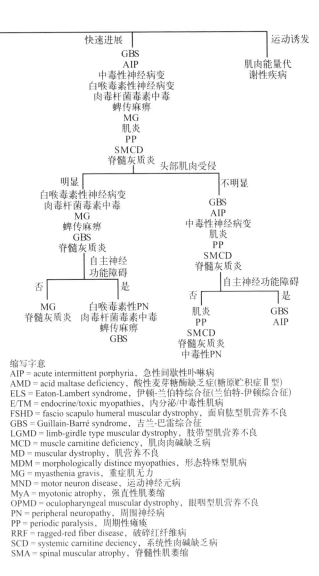

缩写字意
AIP = acute intermittent porphyria，急性间歇性卟啉病
AMD = acid maltase deficiency，酸性麦芽糖酶缺乏症(糖原贮积症Ⅱ型)
ELS = Eaton-Lambert syndrome，伊顿-兰伯特综合征(兰伯特-伊顿综合征)
E/TM = endocrine/toxic myopathies，内分泌/中毒性肌病
FSHD = fascio scapulo humeral muscular dystrophy，面肩肱型肌营养不良
GBS = Guillain-Barré syndrome，吉兰-巴雷综合征
LGMD = limb-girdle type muscular dystrophy，肢带型肌营养不良
MCD = muscle carnitine deficiency，肌肉肌碱缺乏病
MD = muscular dystrophy，肌营养不良
MDM = morphologically distince myopathies，形态特殊型肌病
MG = myasthenia gravis，重症肌无力
MND = motor neuron disease，运动神经元病
MyA = myotonic atrophy，强直性肌萎缩
OPMD = oculopharyngeal muscular dystrophy，眼咽型肌营养不良
PN = peripheral neuropathy，周围神经病
PP = periodic paralysis，周期性瘫痪
RRF = ragged-red fiber disease，破碎红纤维病
SCD = systemic carnitine deciency，系统性肉碱缺乏病
SMA = spinal muscular atrophy，脊髓性肌萎缩

引自：Galdi AP. Diagnosis and Management of Muscle Disease. SP Medical & Scientifc Books, 1984，经许可使用。

多发性周围神经病变的分类（Classification of Peripheral Polyneuropathy）

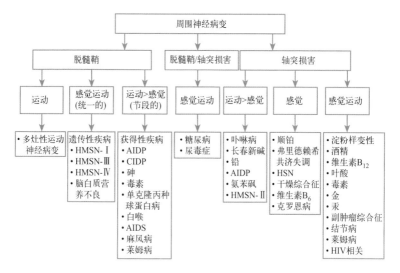

缩写字意

HMSN= hereditary motor sensory neuropathy，遗传性运动感觉神经病

AIDP=acute inflammatory demyelinating polyneuropathy，急性炎症性脱髓鞘性多发性神经病

CIDP= chronic inflammatory demyelinating polyneuropathy，慢性炎症性脱髓鞘性多发性神经病

AIDS= acquired Immune Deficiency Syndrome，获得性免疫缺乏综合征

引自：From Cuccurullo S. Physical Medicine and Rehabilitation Board Review. 2020. Table 5.33.

腕下垂：压迫部位、肌电诊断和体格检查结果（Wrist Drop: Sites of Compression and Electrodiagnostic and Physical Examination Findings）

	桡神经深支	桡管	桡神经沟	桡神经腋段	后束	C7神经根
体格检查结果						
肌力						
手指伸展无力	×	×	×	×	×	×
腕部尺偏无力	×	×	×	×	×	×
腕部桡偏无力		+/-	×	×	×	×
旋后无力		×	×	×	×	
屈肘无力			×	×	×	
伸肘无力				×	×	×
肩外展无力					×	
腕部屈曲无力						×
感觉						
背部外侧感觉障碍（第一指蹼间隙）		×	×	×	×	+/-
前臂后侧感觉障碍			×	×	×	
上臂后侧感觉障碍				×	×	
上臂外侧感觉障碍					×	
反射						
肱三头肌反射减退				×	×	×
肱桡肌反射减退			×	×	×	
肌电图结果						
桡神经传导结果						
SNAP波幅	正常	异常	异常	异常	异常	正常
CMAP波幅	异常	异常	异常	异常	异常	异常
DSL	正常	正常*	正常*	正常*	正常*	正常
DML	正常^	正常^	正常^	正常^	正常^	正常^
桡神经传导速度			通过桡神经沟时异常	通过腋部时异常		

	桡神经深支	桡管	桡神经沟	桡神经肱段	后束	C7神经根
肌电图						
指伸肌群	异常	异常	异常	异常	异常	异常
尺侧腕伸肌	异常	异常	异常	异常	异常	异常
桡侧腕长伸肌			异常	异常	异常	异常
肱桡肌			异常	异常	异常	
旋后肌		异常	异常	异常	异常	
肱三头肌				异常	异常	异常
三角肌					异常	
背阔肌					异常	异常
桡侧腕屈肌						异常
颈椎旁肌						异常

引自：From C.R. Sridhara, MD, and Faren Williams, MD。经许可使用。

注：DSL——distal sensory latency, 远端感觉潜伏期；DML——distal motor latency, 远端运动潜伏期。

*如果肌电图检查SNAP波幅降低超过20%正常值，则DSL可能会延长。

^如果肌电图检查CMAP波幅降低超过20%正常值，则DML可能会延长。

手骨间肌无力：压迫部位、肌电诊断和体格检查结果（Weakness of the Hand Interossei: Sites of Compression and Electrodiagnostic and Physical Examination Findings）

	腕部尺侧	肘部尺侧	内侧束	下干	神经根（C8~T1）	周围神经病变
体格检查结果						
肌力						
手骨间肌无力	✕	✕	✕	✕	✕	✕
小鱼际肌无力	✕	✕	✕	✕	✕	✕
第3、4蚓状肌无力	✕	✕	✕	✕	✕	✕
第4、5指远节屈曲无力		✕	✕	✕	✕	+/-
第1、2蚓状肌无力			✕	✕	✕	✕
拇指外展无力			✕	✕	✕	✕
拇指指间关节屈曲无力				✕	✕	+/-
示指伸展无力				✕	✕	+/-
感觉						
手掌内侧、第5和第4指内侧感觉丧失	✕	✕	✕	✕	✕	✕
手背内侧、第5和第4指内侧感觉丧失		✕	✕	✕	✕	✕
前臂内侧感觉丧失			✕	✕	✕	+/-
肘部蒂尔内征		✕				
症状						
颈痛					+/-	
肌电图结果						
尺神经传导结果						
远端感觉潜伏期	异常	正常	正常	正常	正常	+/-
远端运动潜伏期	异常	正常	正常	正常	正常	+/-
SNAP波幅						
第5指感觉	+/-异常*	异常	异常	异常	正常	异常

	腕部尺侧	肘部尺侧	内侧束	下干	神经根（C8~T1）	周围神经病变
尺骨背侧皮肤	正常	异常	异常	异常	正常	异常
CMAP波幅	+/-异常*	异常（轴突缺失）/正常（传导阻滞）	异常	异常	异常	异常
运动传导速度	正常	异常（经过肘部时）	正常	正常	正常	+/-
尺神经F波潜伏期	异常	异常	异常	异常	正常（轴突缺失）/异常（传导阻滞）	+/-
正中神经F波潜伏期	正常	正常	异常	异常	正常（轴突缺失）/异常（传导阻滞）	+/-
肌电图						
小鱼际肌	+/-异常*	异常	异常	异常	异常	+/-
骨间肌	+/-异常*	异常	异常	异常	异常	+/-
大鱼际肌	正常	正常	异常	异常	异常	+/-
示指伸肌	正常	正常	正常	异常	异常（C8）/正常（T1）	+/-
尺侧腕屈肌	正常	正常/异常，取决于分支模式	异常	异常	异常	正常
三角肌、肱二头肌、肱三头肌、桡侧腕屈肌、肱桡肌	正常	正常	正常	正常	正常	正常
颈椎旁肌	正常	正常	正常	正常	异常（C8~T1）	正常

引自：C.R. Sridhara，MD。经许可使用。

注：如果 CMAP 波幅降低超过正常值的20%，则运动潜伏期可能会延长，并且由于快传导纤维的损害，传导速度可能会减慢。

*异常与正常取决于尺神经腕部受压的3种不同情况（Guyon管近端、内部或远端）。

神经根病变：受累部位、肌电诊断和体格检查结果（Radiculopathy: Sites of Involvement and Electrodiagnostic and Physical Examination Findings）

	背根	前根	背支	前支
肌电图结果				
SNAP波幅	正常	正常	正常	异常
CMAP波幅	正常	异常	正常	异常
椎旁肌肌电图	正常	异常	异常	正常
四肢肌肌电图	正常	异常	正常	异常
H反射	仅C7、L4、S1病变时异常	仅C7、L4、S1病变时异常	正常	仅C7、L4、S1病变时异常
F波	正常	+/-（C8～T1、L5～S1病变时异常）	正常	+/-（C8～T1、L5～S1病变时异常）
体格检查结果				
反射	异常	异常	正常	异常
感觉	异常	正常	正常	异常
肌力	正常	异常	正常	异常

引自：C.R. Sridhara，MD。经许可使用。

足下垂：压迫部位、肌电诊断和体格检查结果（Foot Drop: Sites of Compression and Electrodiagnostic and Physical Examination Findings）

	L5神经根	腰骶丛神经病变	坐骨神经	腓总神经	腓深神经	周围神经病变	脊髓前角细胞疾病
体格检查结果							
感觉							
足第一趾蹼间隙感觉减退	×	×	×	×	×	广泛减退或袜套样减退	正常
足背感觉减退	×	×	×	×			正常
足底、足外侧和小腿后方感觉减退		×	×				正常
小腿外侧感觉减退	×	×	×	×		↓	正常
肌力							
第一足趾背伸肌力减弱	×	×	×	×	×	广泛减弱，远端>近端	广泛无力或单侧肢体轻瘫
踝背屈肌力减弱	×	×	×	×	×		
踝外翻肌力减弱	×	×	×	×			
踝内翻肌力减弱	×	×	×				
踝跖屈肌力减弱		×	×				
屈膝肌力减弱	×	×	×				
髋外展/内旋肌力减弱	×	×					

	L5神经根	腰骶丛神经病变	坐骨神经	腓总神经	腓深神经	周围神经病变	脊髓前角细胞疾病
反射							
跟腱反射减弱		×	×	*	*	广泛减弱，远端>近端	通常亢进，但也可能正常或减少
腘绳肌腱反射减弱	×	×	×				
膝反射减弱		×					
肌电检查结果							
EMG							
踇长伸肌	异常	异常	异常	异常	异常	广泛异常，远端>近端	广泛异常或仅累及单侧肢体
胫骨前肌	异常	异常	异常	异常	异常		
腓骨长肌	异常	异常	异常	异常			
胫骨后肌	异常	异常	异常				
腓肠肌		异常	异常				
阔筋膜张肌	异常	异常				↓	↓
股四头肌		异常					
神经传导检查							
CMAP波幅							
腓骨侧神经	降低	降低	降低	降低	降低	降低	所有神经均降低
胫骨侧神经	正常	降低	降低	正常	正常	降低	
SNAP波幅							
腓浅神经	正常	降低	降低	降低	正常	降低	正常
腓肠神经	正常	降低	降低	正常	正常	降低	正常
NCV							
运动神经	正常	正常	正常	正常	正常	正常或减慢	正常
感觉神经	正常	正常	正常	正常	正常	正常或减慢	正常

引自：C.R. Sridhara，MD。经许可使用。

注：1. 如果CMAP波幅降低超过正常值的20%，则运动潜伏期可能会延长，并且由于快传导纤维的损害，传导速度可能会减慢。

2. EMG，electromyography，肌电图；NCS，nerve conduction studies，神经传导研究；CMAP，compound muscle action potential，复合肌肉动作电位；SNAP，sensory nerve action potential，感觉神经动作电位；NCV，nerve conduction velocity，神经传导速度。

*应该存在反射，但可能更难引出。

疼痛视觉模拟量表（Visual Analog Scale of Pain）

疼痛视觉模拟量表是临床和研究中广泛使用的疼痛评估工具。指导患者在以下量表上做一个垂直标记，代表其疼痛程度。可以通过测量他的标记与量尺左侧端点的距离来量化结果。标尺的长度为100 mm。

无痛　　　　　　　　　　　　　　　　　　　我想象中
　　　　　　　　　　　　　　　　　　　　　最痛的情况

过度活动型埃勒斯-当洛斯综合征的诊断标准（Diagnostic Criteria for Hypermobile Ehlers-Danlos Syndrome，hEDS）

过度活动型埃勒斯-当洛斯综合征的诊断标准
（这份诊断清单是为所有学科的医生准备用来诊断hEDS的）

患者姓名：　　　DOB：　　　　　DOV：　　　　评估人：

hEDS 的临床诊断需要以下三项标准同时存在。

标准1： 全身关节过度活动

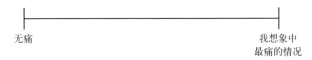

请选择以下选项之一：

□≥6　青春期前的儿童和青少年

□≥5　青春期前至 50 岁的男性和女性

Beighton 评分：＿＿/9

□≥4　50 岁以上的男性和女性

如果Beighton评分比特定年龄和性别的最低值低 1 分，还必须选择以下两项或以上才满足标准。

□您现在（或曾经）可以将手平放在地板上而不弯曲膝盖吗？

□您现在（或曾经）可以弯曲您的拇指来触碰您的前臂吗？

□小时候，您是否通过将自己的身体扭曲成奇怪的形状来取悦您的朋友，或者您会劈叉吗？

□在儿童或青少年时期，您的肩膀或髌骨脱臼是否多于一次？

□您认为自己是"双关节"的吗？

标准2：必须存在以下两个或更多特征（A、B 或 C）

特征A（必须存在5项）

□异常柔软或天鹅绒般的皮肤

□轻度的皮肤过度伸展

□青少年、男性或青春期前女性背部、腹股沟、大腿、乳房和（或）腹部出现不明原因的皱纹或红纹，且无体脂或体重显著增加或减少的病史

□双侧足跟压迫性丘疹

□复发性或多发性腹疝

□萎缩性瘢痕涉及至少两个部位，并且没有形成真正的纸状和（或）含铁血黄素瘢痕，如经典 EDS 中所见

□没有病态性肥胖病史或其他已知易感因素的儿童、男性或未生育女性的盆底、直肠和（或）子宫脱垂

□牙齿拥挤和高或窄的上腭

□蜘蛛脚样指（趾）综合征，如以下一项或多项所定义：

（i）双侧手腕征（Walker 征）阳性；（ii）双侧拇指征（Steinberg征）阳性

□臂展 / 身高 ≥ 1.05

□根据严格的超声心动图标准，二尖瓣脱垂（MVP）轻度或更严重

□主动脉根部扩张，Z 评分 >+2

特征 A 总共：_____/12

特征B
□阳性家族史；一个或多个一级亲属满足当前的 hEDS 标准

特征C（必须存在至少一项）
□两个或更多肢体的肌肉骨骼疼痛，反复发作持续至少 3 个月
□ 3 个月以上慢性广泛性疼痛
□在没有外伤的情况下，反复关节脱位或明显的关节不稳定

标准3：以下的先决条件均要满足

① 没有明显的皮肤脆性，应优先考虑其他类型的 EDS。

② 排除其他遗传性和获得性结缔组织疾病，包括自身免疫性风湿病。患有获得性结缔组织病（CTD）（例如狼疮、类风湿关节炎等）的患者，hEDS 的诊断要求满足标准 2 中的特征 A 和 B。在这种情况下，标准 2 中的特征 C［慢性疼痛和（或）不稳定］不能作为 hEDS 的诊断标准。

③ 排除其他可能导致关节过度活动的疾病，例如引起肌张力降低和（或）结缔组织松弛等的疾病。包括但不限于神经肌肉疾病［例如贝特莱姆（Bethlem）肌病］、结缔组织的其他遗传性疾病［例如其他类型的 EDS、勒斯 - 迪茨（Loeys-Dietz）综合征、马方（Marfan）综合征］和骨骼发育不良（例如成骨不全）。可以根据病史、体检和（或）分子基因检测，排除这类疾病。

诊断：_____

参考文献

[1] Bohannon RW, Smith MB. Interrater reliability of a modified Ashworth scale of muscle spasticity. *Phys The*, 1987, 67: 206-207.

[2] Wolfe F, Clauw DJ, Fitzcharles M-A, et al. The American College of Rheumatology preliminary diagnostic criteria for fibromyalgia and measurement of symptom severity. *Arthritis Care Res*, 2010, 62(5): 600-610.

第8章

肌肉骨骼图谱

了解肌肉、肌腱的起点和止点有助于临床实践。本章为相关肌肉图谱以供参考。❶

上肢（Upper Limbs）

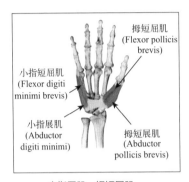

小指展肌、拇短展肌、
小指短屈肌及拇短屈肌

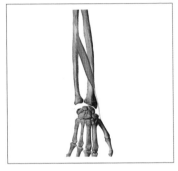

拇长展肌
（Abductor pollicis longus）

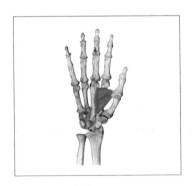

拇收肌
（Adductor pollicis）

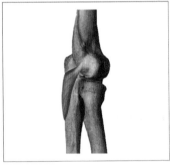

肘肌
（Anconeus）

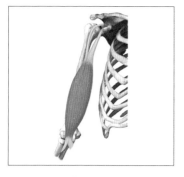

肱二头肌（Biceps brachii）

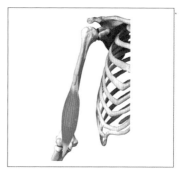

肱肌（Brachialis）

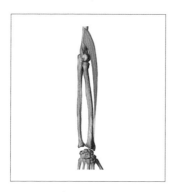

肱桡肌（Brachioradialis）

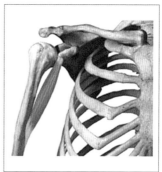

喙肱肌（Coracobrachialis）

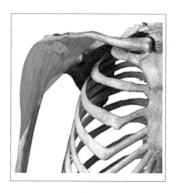

三角肌（Deltoid）

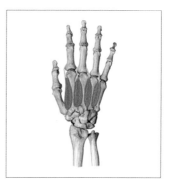

骨间背侧肌（Dorsal interossei）

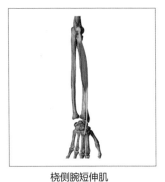

桡侧腕短伸肌
（Extensor carpi radialis brevis）

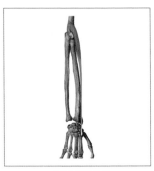

桡侧腕长伸肌
（Extensor carpi radialis longus）

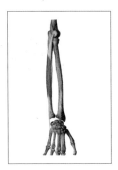

尺侧腕伸肌（Extensor carpi ulnaris）

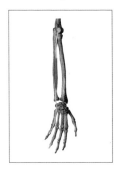

小指伸肌（Extensor digiti minimi）

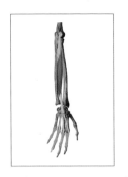

指伸肌（Extensor digitorum）

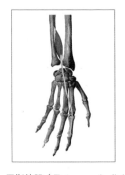

示指伸肌（Extensor indicis）

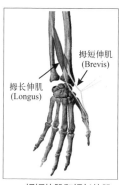

拇短伸肌
(Brevis)

拇长伸肌
(Longus)

拇短伸肌和拇长伸肌

（Extensor pollicis brevis and longus）

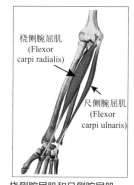

桡侧腕屈肌
(Flexor
carpi radialis)

尺侧腕屈肌
(Flexor
carpi ulnaris)

桡侧腕屈肌和尺侧腕屈肌

（Flexor carpi radialis and ulnaris）

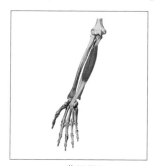

指深屈肌

（Flexor digitorum profundus）

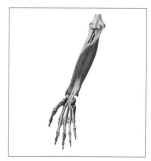

指浅屈肌

（Flexor digitorum superficialis）

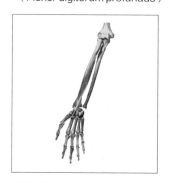

拇长屈肌（Flexor pollicis longus）

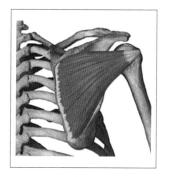

冈下肌（Infraspinatus）

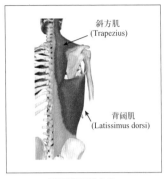

背阔肌和斜方肌
（Latissimus dorsi and trapezius）

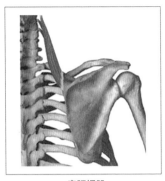

肩胛提肌
（Levator scapulae）

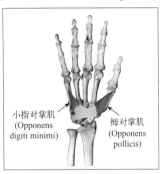

小指对掌肌和拇对掌肌
（Opponens digiti minimi and pollicis）

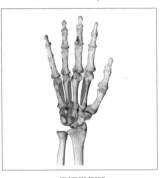

骨间掌侧肌
（Palmar interossei）

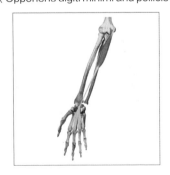

掌长肌（Palmaris longus）

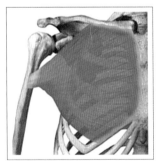

胸大肌（Pectoralis major）

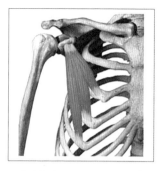

胸小肌（Pectoralis minor）

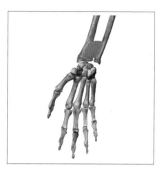

旋前方肌（Pronator quadratus）

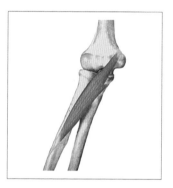

旋前圆肌（Pronator teres）

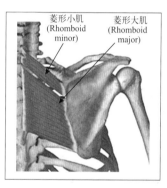

菱形小肌
(Rhomboid minor)

菱形大肌
(Rhomboid major)

菱形肌（Rhomboids）

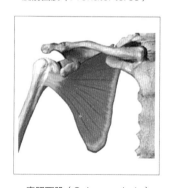

肩胛下肌（Subscapularis）

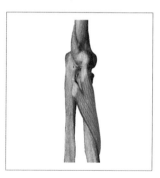

旋后肌（Supinator）

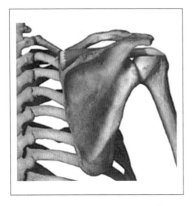

冈上肌（Supraspinatus）

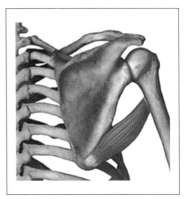

大圆肌（Teres major）

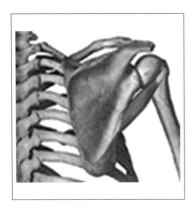

小圆肌（Teres minor）

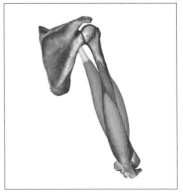

肱三头肌（Triceps）

下肢（Lower Limbs）

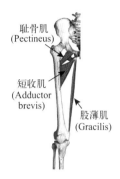

耻骨肌
(Pectineus)

短收肌
(Adductor
brevis)

股薄肌
(Gracilis)

短收肌、股薄肌、耻骨肌

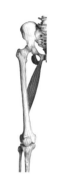

长收肌
（Adductor longus）

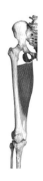

大收肌
（Adductor magnus）

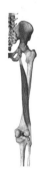

股二头肌长头
（Biceps femoris long head）

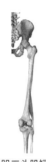

股二头肌短头

（Biceps femoris short head）

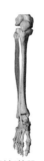

趾长伸肌

（Extensor digitorum longus）

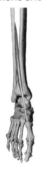

踇长伸肌

（Extensor hallucis longus）

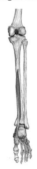

趾长屈肌

（Flexor digitorum longus）

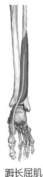

踇长屈肌

（Flexor hallucis longus）

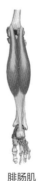

腓肠肌

（Gastrocnemius）

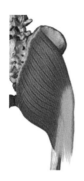

臀大肌（Gluteus maximus）

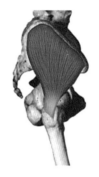

臀中肌（Gluteus medius）

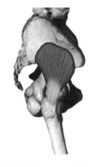

臀小肌（Gluteus minimus）

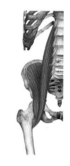

髂腰肌（Iliopsoas）

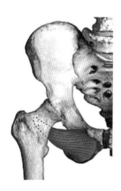

闭孔外肌（Obturator externus）

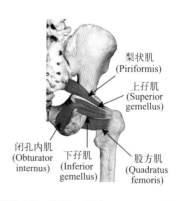

梨状肌（Piriformis）
上孖肌（Superior gemellus）
闭孔内肌（Obturator internus）
下孖肌（Inferior gemellus）
股方肌（Quadratus femoris）

闭孔内肌、梨状肌、股方肌、下孖肌、上孖肌

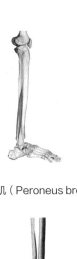

腓骨短肌（Peroneus brevis）

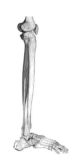

腓骨长肌（Peroneus longus）

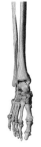

第三腓骨肌（Peroneus tertius）

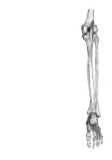

跖肌（Plantaris）

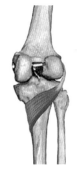

腘肌（Popliteus）

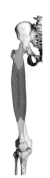

股直肌（Rectus femoris）

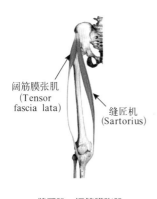

阔筋膜张肌
(Tensor
fascia lata)

缝匠机
(Sartorius)

缝匠肌、阔筋膜张肌

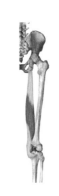

半膜肌（Semimembranosus）

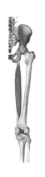

半腱肌（Semitendinosus）

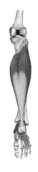

比目鱼肌（Soleus）

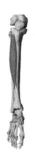

胫骨前肌（Tibialis anterior）

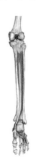

胫骨后肌（Tibialis posterior）

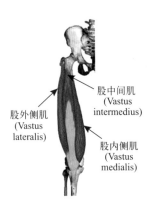

股外侧肌
(Vastus
lateralis)

股中间肌
(Vastus
intermedius)

股内侧肌
(Vastus
medialis)

股中间肌、股外侧肌、股内侧肌

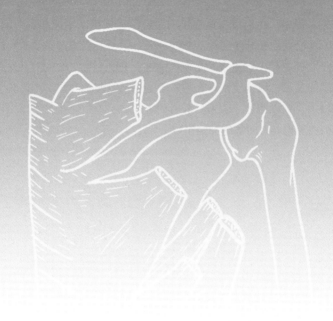

第9章

肌肉的神经支配简表

在本章中，我们按身体部位的字母顺序列出了临床相关肌肉、动作、神经支配和脊神经根支配的列表。关于某些肌肉主要的神经支配，文献中存在差异。因此本章引用了多篇参考文献[1~5]，并列出文献中意见一致的支配神经根，若其对某肌肉的支配作用比其他神经根大，则以粗体字表示；若所列出的神经根中无粗体字，则表示所列神经根具有相等的支配作用。

肌肉动作、解剖位置和神经支配——肩部和上臂（Muscle Action, Localization and Innervation—Shoulder and Arm）

肌肉	动作	解剖位置：肌电图（EMG）/进针位置	神经	神经根支配
肱肌	屈曲肘关节	肘横纹近端三指宽、肱二头肌外侧。注意：对于化学去神经，在肱二头肌的中点进针并将穿过二头肌进入肱肌	肌皮神经 桡神经	C5, **C6**, C7
肱二头肌	屈曲肘关节、肩关节，旋前前臂	上臂中段前方的肌群，针尖朝向近端	肌皮神经	C5, **C6**
喙肱肌	屈曲和内收肩关节，当上臂固定时，将躯干拉向上臂	在喙突远端四指宽处，腋前皱襞的后方，针头向远端倾斜	肌皮神经	C5, C6
三角肌	前方：当上臂位于体侧时，外展、屈曲、内收、内旋肩关节。中间：当上臂位于体侧时，外展、伸展肩关节。后方：外展、内收、外旋肩关节	前方：在肩峰前缘，距肱二头肌腱连线下方三指处，垂直于皮肤进针并指向肱骨。中间：在肩峰远端边缘下方3~4指处朝向三角肌粗隆，垂直于皮肤进针。后方：在肩峰后缘，向下三指宽，与鹰嘴连线处，垂直于皮肤进针并指向肱骨	腋神经	**C5**, C6
冈下肌	外旋和伸展肩关节、固定肱骨头在关节盂内	从肩胛冈中点向肩胛骨下角画一条连线，在此连线上肩胛冈下方进针5cm	肩胛上神经	C5, C6
背阔肌	伸展、内收和内旋肩关节；下压肩胛骨，并在冠状面上将肩关节盂旋转向下，在闭合链中伸展肘关节，当上臂固定时将躯干向上拉向上臂	肩胛下角外侧一指宽处，针尖朝向腋窝后皱襞进针	胸背神经	C6~C8

肌肉	动作	解剖位置：肌电图（EMG）/进针位置	神经	神经根支配
肩胛提肌	向内抬高肩胛骨并在冠状面向下旋转关节盂	在肩胛内角到枕骨隆凸连线，距肩胛内角约3cm处进针。注意：中斜方肌在此水平下方3cm处覆盖前肩胛提肌	肩胛背神经	C3~C5
胸大肌	内收、内旋肩关节	锁骨部：锁骨中点下约3cm处进针，针尖朝向腋前壁褶皱。胸肋部：于腋前褶皱下缘进针。注意：拇指和食指夹住腋前褶皱处的肌肉进针	锁骨部：胸外侧神经；胸肋部：胸内侧神经	锁骨部：C5, C6；胸肋部：C8, T1
胸小肌	将肩胛骨固定在肋骨、胸廓上，并下压肩关节		胸内侧神经	C8, T1
菱形肌	抬高和缩回肩胛骨并在冠状面向下旋转关节盂	在肩胛骨内侧缘下方四分之三处进针，并沿着菱形肌的方向朝向脊柱倾斜（唯一没有斜方肌覆盖的位置）	肩胛背神经	C5
斜角肌	旋转颈部到对侧、屈曲颈部，抬起第一肋骨，可能有助于吸气	后方：于锁突下方三指宽进针	颈神经前支	前：C5~C8；中：C3, C4；后：C6~C8
前锯肌	前伸肩胛骨并在矢状面上向上旋转关节盂	侧卧位，在腋中线上，腋下四指处进针，保持手指在肋骨两侧的肋间隙上，直接到肋骨上，避免针头刺进肋间隙	胸长神经	C5~C7
胸锁乳突肌	单侧动作：使颈部向对侧旋转和同侧弯曲；双侧动作：屈曲颈部	在锁骨的胸骨端和乳突连线的中点进针，针头朝向乳突。注意：朝向乳突倾斜是为了避免开脊髓副神经	副神经	C2, C3的前支（主要为感觉功能）

肌肉	动作	解剖位置: 肌电图 (EMG) /进针位置	神经	神经根支配
锁骨下肌	下压肩关节, 将锁骨向前下方牵拉, 固定胸锁关节	侧卧位, 被检侧肌肉在上, 肩关节外旋屈曲, 手指摸外侧缘中点进针, 深达肩胛骨前表面	至锁骨下肌的神经	**C5**、C6
肩胛下肌	内旋及内收肩关节, 固定肱骨头在关节盂内	患者取坐位, 固定肱骨头处, 紧贴肩胛内侧缘中点靠近缘进针, 目的是紧贴肩胛骨前表面	肩胛上神经肩胛下神经	C5、C6
冈上肌	外旋和外展肩关节, 固定肱骨头于关节盂内, 并在外展过程中下压肱骨头	患者取坐位, 在肩胛冈内, 外侧缘中点靠近上缘处, 紧贴肩胛冈进针, 对准冈上窝, 进针达肌肉, 退出1mm以避开覆盖在肌肉上的上斜方肌	肩胛上神经	C5、C6
大圆肌	内收、内旋肩关节	患者俯卧, 肩关节外展90°, 肘关节屈曲, 沿肩胛骨外侧缘, 从肩峰到肩胛骨下角连线的远端1/3处进针	肩胛下神经	C5、**C6**
小圆肌	外旋肩关节, 并固定肱骨头于关节盂肉	患者俯卧, 肩关节外展90°, 肘关节屈曲, 沿肩胛骨外侧缘, 从肩峰到肩胛骨下角连线的近端1/3处进针	腋神经	**C5**、C6
斜方肌	上部: 抬高和后缩肩胛骨 中部: 后缩肩胛骨 下部: 下压和后缩肩胛骨 全部: 在冠状面上向上旋转关节盂	上部: C7和肩峰前缘之间的中点 中部: 肩胛骨内角与T4棘突之间的中点 下部: T6或T7棘突外侧3cm处, 朝向肩胛骨内侧缘的上1/3	副神经	C3、C4 (主要为感觉功能)
肱三头肌	伸展肩关节: 长头协助伸展和内收肩关节	外侧头: 患者仰卧, 肘关节屈曲, 在上臂外侧, 距离肘关节大约1/3肱骨长度处, 手肱骨后方进针, 针头与上臂垂直	桡神经	C6、**C7**、C8

第9章 肌肉的神经支配简表 | 253

肌肉动作、解剖位置和神经支配——前臂（Muscle Action, Localization and Innervation—Forearm）

肌肉	动作	解剖位置：EMG/进针位置	神经	神经根支配
拇长展肌	外展拇指，协助拇指伸展	桡骨茎突上四指处	桡神经深支	C7，C8
肘肌	协助肘关节伸展，前臂旋前，旋后	于鹰嘴和外上髁之间，垂直于皮肤进针	桡神经	C7，C8
肱桡肌	屈曲肘关节，在前臂旋前时可将其旋后，在前臂旋后时可将其旋前	在肱二头肌腱外侧一指宽和肘横纹远端两指宽处，将针头朝向桡骨茎突进针	桡神经	C5，**C6**
桡侧腕短伸肌	伸展腕关节，并偏向桡侧		桡神经	**C6**，C7，C8
桡侧腕长伸肌	伸展腕关节，并使其偏向桡侧	在前臂半旋前姿势下，肱骨外上髁和肱桡肌腱连线中点到桡骨茎突的连线上，在连线近端4指宽处	桡神经	**C6**，C7
尺侧腕伸肌	伸展腕关节，并偏向尺侧	手部旋前，在前臂中段尺骨骨干的皮下缘外侧	桡神经深支	C7，C8
小指伸肌	伸展小指的MCP，PIP，DIP，协助伸展腕关节		桡神经深支	C7，C8
指总伸肌	伸展示指、中指、环指、小指的MCP，PIP，DIP，协助伸展腕关节	手部旋前，握住腕关节，示指下垂，在前臂中，上1/3交界处进针，与肱骨外上髁对齐	桡神经深支	C7，C8
示指伸肌	伸展示指的MCP，PIP，DIP，协助伸展腕关节	尺骨茎突近端2指处，前臂伸肌距尺骨桡侧1指处（与旋前方肌的进针点一致），针头朝向尺骨近端	桡神经深支	C7，**C8**
拇短伸肌	伸展拇指的MCP	桡骨茎突上方4指，桡骨后缘的尺侧，桡骨茎突上方1cm处	桡神经深支	C7，C8
拇长伸肌	伸展拇指的MCP，IP	尺骨茎突的桡侧缘，桡骨茎突上方5指处	桡神经深支	C7，C8

肌肉	动作	解剖位置：EMG/进针位置	神经	神经根支配
桡侧腕屈肌	屈曲腕关节，并使其偏向桡侧	定出肘横纹处肱骨内上髁与肱二头肌腱的中点，在中点与桡骨茎突连线远近4指宽处	正中神经	C6, **C7**
尺侧腕屈肌	屈曲腕关节，并使其偏向尺侧，活动时固定豌豆骨	从鹰嘴到尺骨茎突近远1/3，内侧2指宽处。针头对准尺骨	尺神经	C7*, **C8**, **T1**
指深屈肌	屈曲MCP, PIP, DIP, 协助腕关节屈曲	屈曲肘关节——尺神经部分：前臂距鹰嘴4指宽处，尺侧腕屈肌的深层示骨边缘处；受刺激后第4、5指DIP屈曲，稳定PIP 正中神经部分：进针点同"尺神经部分"，方向进针，至尺骨边缘的深度，受刺激后使第2、3指DIP屈曲，稳定PIP	示指、中指：骨间前神经 环指和小指：尺神经	C7, **C8**, T1 C7*, **C8**, T1
指浅屈肌	屈曲MCP, PIP；协助腕、肘关节屈曲	检查者握住患者腕部，手心对手心，示指朝向肱二头肌腱，进针位置为前臂中，上1/3交界，其尺侧约指尖觉处	正中神经	C7, **C8**, T1
拇长屈肌	屈曲拇指的IP, 第1MCP, CMC	在前臂中部，桡骨干的尺侧。注意：避开桡动脉。	骨间前神经	**C8**, T1
掌长肌	屈曲腕关节，绷紧掌侧腱膜	肱骨内上髁与桡骨茎突中点连线的近端1/3处	正中神经	C7, C8
旋前方肌	前臂旋前	前臂旋后，屈肘90°，尺骨茎突与桡骨茎突连线中点近2指宽处，从背侧进针，避开神经、血管，垂直于皮肤穿入骨间膜	骨间前神经	C7, **C8**
旋前圆肌	前臂旋前	肱骨内上髁和肱二头肌腱连线中点，距肘横纹远端2指宽处，朝向桡骨茎突的连线上，针尖方向对准桡骨中部，与皮肤成45°进针	正中神经	**C6**, C7
旋后肌	前臂旋后	桡骨粗隆上的肱二头肌腱止点处远间关节。	桡神经深支	C5, **C6**

注：CMC，腕掌关节；DIP，远指间关节；EMG，肌电图；IP，指间关节；MCP，掌指关节；PIP，近指间关节。
*一般认为C7是通过来自外侧束的单独分支参与尺神经的组成。

肌肉动作、解剖位置和神经支配——手（Muscle Action, Localization and Innervation—Hand）

肌肉	动作	解剖位置：EMG/进针位置	神经	神经根支配
小指展肌	外展小指，使其远离中指，可略微屈曲MCP	腕横纹远端与掌横纹远端连线的中点，手的尺侧缘	尺神经深支	C8、**T1**
拇短展肌	外展拇指，使其远离掌面	在大多角骨结节（腕关节桡侧腕屈肌附着点外侧2mm）与第一掌指关节的中点，手掌面和背面交界处外侧进针，进针时朝向肌肉	正中神经	C8、**T1**
拇收肌	内收拇指	前臂旋前，任第一指蹼间隙内进	尺神经深支	C8、**T1**
骨间背侧肌	外展示指和环指，使其远离中指，屈曲MCP，可略微伸展PIP和DIP	第一骨间背侧肌：第一、二掌骨间远端1指处，呈30°朝向第二掌指关节头部进针	尺神经深支	C8、**T1**
小指短屈肌	屈曲小指掌指关节（MCP）	从第一掌指关节尺侧到豌豆骨距离的1/3处，1.5cm深；或大多角骨结节到中指根部距离的1/3处	尺神经深支	C8、**T1**
拇短屈肌	屈曲拇指的掌指关节、腕掌关节		浅头：正中神经 深头：尺神经深支	**C8**、T1 C8、**T1**

肌肉	动作	解剖位置；EMG进针位置	神经	神经根支配
蚓状肌	经伸肌腱帽伸展PIP和DIP（略微屈曲MCP），将深层肌拉向远端	在掌面第2~5掌骨头近端画一条连线。 第一蚓状肌：在此连线第二掌骨桡侧进针； 第二蚓状肌：在此连线第三掌骨桡侧进针； 第三蚓状肌：在此连线上第三、四掌骨间中点进针； 第四蚓状肌：在此连线上第四、五掌骨间中点进针	示指和中指： 正中神经 环指和小指： 尺神经	C8, **T1** C8, **T1**
小指对掌肌	将小指拉向掌面呈对掌动作，略微屈曲掌指关节（MCP）	豌豆骨与第五掌指关节连线中点	尺神经深支	C8, **T1**
拇对掌肌	通过外展和旋转CMC使拇指对掌	第一掌骨中点，从掌面紧贴骨面进针	正中神经	C8, **T1**
骨间掌侧肌	内收示指、环指和小指，使其靠近中指		尺神经深支	C8, **T1**
掌短肌	收缩手掌皮肤，加深掌心、增加握力		尺神经浅支	C8, **T1**

注：CMC，腕掌关节；DIP，远指间关节；MCP，掌指关节；PIP，近指间关节。

肌肉动作、解剖位置和神经支配——腹部、髋部和骨盆（Muscle Action, Localization and Innervation—Abdomen, Hip and pelvis）

肌肉	动作	解剖位置：EMG进针位置	神经	神经根支配
短收肌	内收髋关节	患者仰卧，耻骨结节远端四指宽、垂直于皮肤进针，穿过长收肌	闭孔神经	L2~L4
长收肌	内收髋关节	患者仰卧，耻骨结节远端四指宽处，与股骨内侧髁连线上	闭孔神经	L2~L4
大收肌	内收髋关节，前面部分协助髋关节屈曲，后面部分协助髋关节伸展	患者仰卧，耻骨结节与股骨内侧髁连线的1/3处，股骨后方	前/内收肌头：闭孔神经；后伸肌/内收肌头：胫神经	L2~L4、L5、S1
腹外斜肌	屈曲、旋转、侧方弯曲胸、腰椎，支持腹腔脏器、辅助深呼吸		胸腹神经、肋下神经	T7~T12
臀大肌	伸展、外旋髋关节	患者俯卧，股骨大转子上缘至S1棘突连线中点	臀下神经	L5~S2
臀中肌	外展、内旋髋关节，当髋关节伸展时使其外旋	患者仰卧，髂嵴中点下方1~2指处（唯一没有被臀大肌覆盖的地方）	臀上神经	L4~S1
臀小肌	外展、内旋髋关节，当髋关节伸展时使其外旋	患者侧卧，髂嵴中点至股骨大转子连线中点，进针至臀中肌深面	臀上神经	L4~S1
髂肌	屈曲髋关节，辅助其外旋	腹膜腰：沿腹股沟韧带股动脉搏动外侧4cm，腹股沟韧带下方3cm，从前后平面进针	股神经	L2~L4
下孖肌	外旋、伸展髋关节，固定股骨头		至股方肌的神经	L5、S1
腹内斜肌	屈曲、旋转胸、腰椎，支撑腹腔脏器		髂腹股沟神经、肋下神经	T7、T8、T9~L1
闭孔外肌	外旋髋关节，固定股骨头在髋臼内		闭孔神经	L2~L4

肌肉	动作	解剖位置：EMG进针位置	神经	神经根支配
闭孔内肌	外旋髋关节，固定股骨头在髋臼内，略微外展髋关节		至闭孔内肌的神经	**L5, S1, S2**
耻骨肌	内收髋关节，辅助其屈曲	耻骨结节外侧一指宽处	股神经和闭孔神经副闭孔神经/脊神经前支	L2~L4
梨状肌	外旋髋关节，在屈曲髋关节时可能使其外展	髂后上棘至股骨大转子连线的中点，股大肌深处	至梨状肌的神经	**L5, S1, S2**
腰大肌	屈曲髋关节，有助于髋关节外旋、外展，以及脊柱向同侧弯曲	髂嵴肌：沿腹股沟韧带股动脉搏动外侧4cm，腹股沟韧带下方3cm，从前后平面进针	腰骶丛，脊神经前根	L2~L4
锥状肌	紧绷腹白线		肋下神经	T12
股方肌	外旋髋关节，固定股骨头在髋臼内	取侧卧位，进针点为股骨大转子至坐骨结节连线的1/4处，进针深度约2.5cm	至股方肌的神经	L5, S1
腰方肌	伸展，侧向弯曲脊柱		脊神经前支或闭孔间神经	T12~L2, L3, L4
腹直肌	屈曲胸、腰椎，支撑腹腔脏器	腹中线外侧2.5cm处，选定要做检查的节段，将针头保持在肌肉的表浅位置	脊神经前支、肋下神经	T7~T12
下后锯肌	将肋骨拉向下低位肋骨，辅助躯干伸展和旋转		胸膜神经、肋下神经	T9~T11, T12
上孖肌	外旋、伸展髋关节，固定股骨头		至闭孔内肌的神经	L5, S1
阔筋膜张肌	外展，内旋髋关节	髂前上棘内缘下方2.5cm，连线至股骨外侧髁外侧3cm，患者仰卧，从前后平面进针	臀上神经	L4~S1
腹横肌	支撑腹腔脏器		胸膜神经	T7~T12, L1

肌肉动作、解剖位置和神经支配——大腿、小腿（Muscle Action, Localization and Innervation—Thigh and Leg）

肌肉	动作	解剖位置：EMG进针位置	神经	神经根支配
股二头肌	屈曲膝关节，伸展和外旋髋关节	长头：患者俯卧，坐骨结节与腓骨头连线的中点 短头：患者俯卧，腓骨头上方四指处，从前后平面进针	长头：胫神经 短头：腓总神经	长头：**L5**、**S1**、**S2** 短头：**L5**、**S1**、**S2**
趾长伸肌	伸展第2～5趾的MTP>PIP和DIP，背屈和外翻踝关节	小腿近端1/3处，腓骨和胫骨前嵴之间中点	腓深神经	L4、**L5**、**S1**
踇长伸肌	伸展踇趾，背屈踝关节	内、外踝连线近端四指宽处，胫骨前嵴外侧一指宽处，针尖朝向近端	腓深神经	L4、**L5**、**S1**
趾长屈肌	屈曲第2～5趾，跖屈踝关节	患者仰卧，从胫骨结节到内踝连线的中点，进针至胫骨内侧边缘的后方，紧贴胫骨后缘以避开神经血管束	胫神经	**L5**、**S1**、S2、S3
踇长屈肌	屈曲踇趾，跖屈踝关节	患者仰卧，从外踝上方四指宽处，于胫骨后方垂直于皮肤进针，腓骨后方一指宽处，也可以在距离足跟骨五指宽处，于跟腱内侧缘进针	胫神经	**L5**、**S1**、S2、S3
腓肠肌	跖屈踝关节，屈曲膝关节	内侧头：患者仰卧，该肌腹胫骨后三指宽处 外侧头：患者仰卧，该肌腹腓骨后三指宽处	胫神经 内侧头 外侧头	**L5**、**S1**、S2 **L5**、**S1**、**S2**
股薄肌	内收髋关节，屈曲膝关节		闭孔神经	L2～L4
腓骨短肌	跖屈和外翻踝关节		腓浅神经	L4、**L5**、**S1**、S2

肌肉	动作	解剖位置：EMG进针位置	神经	神经根支配
腓骨长肌	跖屈和外翻踝关节	小腿近端1/3中段与外侧界处，腓骨前一指宽	腓浅神经	L4、**L5**、**S1**、S2
第三腓骨肌	背屈，外翻和外展踝关节		腓深神经	L4~S1
跖肌	协助屈膝关节，跖屈踝关节		胫神经	L4~S2
腘肌	解锁及启动膝关节屈曲；略微屈曲，内旋膝关节		胫神经	L4~S1
股四头肌：股外侧肌 股内侧肌 股中间肌 股直肌	伸展膝关节，股直肌参与屈曲髋关节	股外侧肌：髌骨上端顶点上方四指宽处，髌骨外侧与髂前上棘的连线上 股内侧肌：髌骨上端顶点上方四指宽处，髌骨内侧与髂前上棘的连线上 股直肌：髌骨上端顶点与髂前上棘连线的中点 股中间肌：大腿中段，股直肌深面	股神经	L2~L4
缝匠肌	屈曲，外展和外旋髋关节，协助屈曲膝关节	髂前上棘和股内侧髁的连线上，距髂前上棘远端8cm处，或髌前上棘下方3cm，内侧3cm处	股神经	L2~L4
半膜肌	屈曲膝关节，伸展和内旋髋关节	患者俯卧，于内侧，外侧腘绳肌群与腘横纹所成的三角形的顶点进针，稍向内侧倾斜	胫神经	**L5**、**S1**、S2
半腱肌	屈曲膝关节，伸展和内旋髋关节	患者俯卧，大腿中部外侧一指宽处	胫神经	**L5**、**S1**、S2
比目鱼肌	跖屈踝关节	小腿中段，胫骨后缘后方一指宽处	胫神经	S1、S2
胫骨前肌	背屈及内翻踝关节	胫骨粗隆远端四指，胫骨前嵴外侧一指宽处	腓深神经	L4、**L5**、S1
胫骨后肌	跖屈及内翻踝关节	患者仰卧，从小腿中1/3与上1/3交界处，胫骨和腓骨的中点，垂直于皮肤进针，距胫骨粗隆五指宽处，穿透骨间膜；或者患者仰卧，距胫骨粗隆远端四指，进针至胫骨内侧缘的后方，紧贴骨面以避开神经血管束	胫神经	L4、**L5**、**S1**、S2

肌肉动作、解剖位置和神经支配——足（Muscle Action, Localization and Innervation—Foot）

肌肉	动作	解剖位置：EMG进针位置	神经	神经根支配
小趾展肌	外展第5趾，屈曲第五MTP关节	足外侧缘第5跖骨中点	足底外侧神经	L5、S1、**S2**、S3
踇展肌	外展踇趾	足舟骨结节下方一指处	足底内侧神经	L5、S1、**S2**、S3
踇收肌	内收踇趾		足底外侧神经	S1、**S2**、S3
骨间背侧肌	外展第2~4趾，屈曲第2~4趾MTP	第一骨间背侧肌：踇趾根部上方两指，第1、2跖骨间	足底外侧神经	L5、S1、**S2**、S3
趾短伸肌	伸展第2~5趾	外踝前缘远端两指宽处，与第4趾间隙的连线上	腓深神经	L4、**L5**、**S1**、S2
踇短伸肌	伸展踇趾		腓深神经	L4、**L5**、**S1**、S2
				S1、**S2**、S3
小趾短屈肌	屈曲第5趾MTP	跟骨与第3跖骨头连线中点	足底外侧神经	L5、S1、**S2**、S3
趾短屈肌	屈曲第2~5指	第1跖骨头远端，踇长屈肌腱内侧	足底内侧神经	L5、S1、**S2**、S3
踇短屈肌	屈曲踇趾MTP		足底内侧神经	L5、S1、**S2**、S3
蚓状肌	屈曲第2~5趾MTP，伸展第2~5趾PIP、DIP		第2趾：足底内侧神经；第3~5趾：足底外侧神经	L4、L5、S1、**S2** L5、S1、**S2**、S3
骨间足底肌	内收第2~4趾，屈曲第2~4趾MTP		足底外侧神经	L5、S1、**S2**、S3
足底方肌	协助屈曲第2~5趾	跟骨到第3跖骨头连线的1/3处	足底外侧神经	L5、S1、**S2**、S3

引自：CR Sridhara, MD, 经许可使用。

注：DIP, distal interphalangeal, 远趾间关节；MTP, metatarsophalangeal, 跖趾关节；PIP, proximal interphalangeal, 近趾间关节。

参考文献

[1] O'Rahilly R, Müller F. Gardner-Gray-O'Rahilly Anatomy: A Regional Study of Human Structure. 5th ed. W. B. Saunders, 1986.

[2] Hollingshead WH, Jenkins DB. Functional Anatomy of the Limbs and Back. 5th ed. W. B. Saunders, 1981.

[3] Kimura J. Electrodiagnosis in Diseases of Nerve and Muscle: Principles and Practice. 3rd ed. Oxford University Press, 2001.

[4] Bonsall AP. Flash Anatomy. 2nd ed. Flash Anatomy, 1988.

[5] Davis BA in Feinberg JH, Spielholtz NI, eds. Peripheral Nerve Injuries in the Athlete. Human Kinetics, 2003: 206-237.

临床速查索引